实用畲族药膳学

何富乐　雷建光　邱胜平　雷后兴　主　编

U0189798

中国纺织出版社有限公司

内 容 提 要

　　本书从实用角度出发，对畲族药膳学科进行系统的探索，提炼出畲族药膳四理论，总结畲族药膳临证和产业相关的实践。本书主要内容包括畲族药膳的起源、理论架构、十大代表性畲族药膳实践和理论研究。本书在畲族药膳理论提炼、畲族药膳与临证虚实状态理论相结合的实践，以及畲族药膳学科的系统架构等细分领域进行创新研究。本书可供营养与食疗相关的临床、科研和教学工作者参考，亦适合中医药文化、民族医药文化和食疗养生文化爱好者阅读。

图书在版编目（CIP）数据

　　实用畲族药膳学 / 何富乐等主编 . -- 北京：中国纺织出版社有限公司 , 2022.8
　　ISBN 978-7-5180-9745-6

　　Ⅰ . ①实 ⋯　Ⅱ . ①何 ⋯　Ⅲ . ①畲族—食物养生　Ⅳ .
① R247.1

　　中国版本图书馆 CIP 数据核字 (2022) 第 141845 号

责任编辑：刘桐妍　　　　　　　　责任校对：高　涵
责任设计：大春传媒　　　　　　　责任印制：储志伟

中国纺织出版社有限公司出版发行
地址：北京市朝阳区百子湾东里 A407 号楼　邮政编码：100124
销售电话：010—67004422　传真：010—87155801
http://www.c-textilep.com
中国纺织出版社天猫旗舰店
官方微博 http://weibo.com/2119887771
广州虎彩云印刷有限公司印刷　各地新华书店经销
2022 年 8 月第 1 版第 1 次印刷
开本：710×1000　1/16　印张：14.25
字数：150 千字　定价：58.00 元

凡购本书，如有缺页、倒页、脱页，由本社图书营销中心调换

编委会

主　编：何富乐　浙江中医药大学 浙江中医药博物馆
　　　　雷建光　景宁畲族自治县少数民族发展促进会、景宁县人民医院
　　　　邱胜平　景宁畲族自治县生态休闲养生（养老）经济促进会
　　　　雷后兴　丽水市中医院
副主编：林支穹　龙游县中医医院
　　　　叶咏菊　丽水市中医院
　　　　胡美兰　浙江大学医学院附属杭州市第一人民医院
　　　　王颖巨　浙江中医药大学
　　　　陈飘逸　浙江中医药大学
　　　　陈学智　景宁县人民医院
　　　　张　蓓　景宁畲族自治县政协
　　　　吴家亮　景宁畲族自治县职业高级中学
　　　　雷依林　景宁畲族自治县民宗局
　　　　雷　宁　景宁畲正堂骨伤科
编　委：吴凯涵　何乐乐　苏子莹　徐天歆　陈苗苗　阮天音
　　　　吴　臻　姚　飞　丁韵怡　李　澔　杜郑雨桐　施芳英
　　　　韩　露　朱启航　朱苑晴　毛梦瑶　尹子慧　袁　铭
　　　　陈雨琪　鲍馨媛　徐凡婷　戴优苒　陈婷婷　薛　晨
　　　　周　诺　鲍佳迎　韩林桓　陈晗雯　屠欣悦　张淑艳
　　　　姜依婷　翁嘉欣　马好梦　雷益云　雷红香　叶冬英
　　　　张木兴　刘建雄　梅旭东　彭德伟　汤陈新　毛伟东
　　　　雷镇海　陈运炎　胡思丁　胡颖敏　李娟美　叶超霞
　　　　蓝　岚　夏小溪　金真艺　李子墨　雷红香　蓝　奔
　　　　陈小伟　周家郁　张启德　张晓芹　柳王美　林　娜
　　　　袁宙新　王慧玉　方　兰

目　　录

上篇　畲族药膳概述

中篇　畲族药膳实践

下篇　畲族药膳研究

上篇

畲族药膳概述

第一章 畲族药膳源流

第一节 畲族药膳起源

畲族是我国东南部一个历史悠久的少数民族，主要分布于浙江、福建、江西等中亚热带湿润气候区，受历史迁徙影响，多"插花式"散居在远离城市的绿林山水间，受风雾暑湿的影响较为严重。由于畲族人民长期居住在山区或半山区，村落分散、人口稀少、交通不畅、经济落后、生活贫苦，导致各种损伤和病痛严重威胁畲族人民的身体健康。在这种恶劣的地理环境下，畲族人民为求生存与繁衍，积累了丰富的防病治病经验，并总结了畲族医药理论。由于畲族只有语言没有文字，畲族医药、医论和技术只能通过言传身教的方式世代传承。

畲族医药是畲族人民长期与疾病斗争的经验总结和智慧结晶，它具有独特的疾病观、疾病分类法和特殊疗法，体现了畲族的民族特色。

畲医药物疗法是最基本、最常用的，在长期实践过程中积累了丰富经验，有独特的用药习惯。畲医防病治病以青草药为主，故又称"青草医"。

畲族药膳是畲族医药的重要组成部分，也是宝贵的财富。畲族人民面对山区恶劣的地理环境，不但没有退缩，而是大胆地将山区丰富的药物资源与食材配合使用，创造性地开发了极富地方特色的药膳资源。畲族药膳是畲族医药的特色实践，促进了畲族医药的传承与发展。

第二节　畲族药膳发展

基于畲族地域特点和资源分布特点，以食平疴作为畲族人广泛接受的生活理念，因此促进了畲族药膳的发展。畲族药膳离不开药食同源植物品种，畲族药食同源植物品种是畲族人民在长期的生产生活实践中发现的，他们根据地理环境因素、四季气候变化，利用天然养育的动植物来强身壮体。因此畲族药膳食疗具有预防为主、善用鲜品等特点，不仅可以增强体质、延年益寿，还可用于辅助治疗各种急慢性疾病，效果显著。

丽水市景宁县位于浙江西南部，是全国唯一的畲族自治县，也是浙江省畲族先民聚居最早的地区。景宁已有一千多年的畲族人民生活史，她们用畲药防病治病、保健强身的传统习俗历史悠久。以往畲族医药长期在民间默默无闻地流传，鲜有人问津。因为在畲族的观念中有技艺不外传、传男不传女的习俗，加之畲族只有语言，没有本民族的文字，很多经验只流传于个人记忆和零星记载，很多民间畲医均年事已高、文化层次偏低，很多名畲医先后去世，致使畲族医药出现濒临失传的危险。因此，对于畲族医药的搜集整理、开发利用迫在眉睫。保护畲族医药，传承畲族药膳势在必行。

近年来，畲族医药的药食同源品种与畲族药膳，因其显著的民族特色和防治效果而逐渐受到人们的关注。由陈泽远等主编的《畲族医药学》、宋纬文等主编的《三明畲族民间医药》、雷后兴等主编的《中国畲族医药学》先后问世，民间也组织编写了《畲族民间单验方集》及有关资料。其中雷后兴等主编的《中国畲族医药学》收录了479种植物药，成为我国首部完整介绍畲族地区中草药的书籍。

关于畲医畲药的科研工作也在如火如荼地展开。麻巧佩等人通过对景宁畲族自治县养生药膳的收集整理，总结出畲族医药极富乡土特色、风味独特，药食同源之品久经磨砺、力宏效专，养生药膳形式多样、口味鲜美。郭美晓等人整理了浙江畲族民间药膳资源，对资源现状开展分析研究，认为浙江畲族药膳资源的开发利用前景广阔。徐美华、鄢琛尹等研究人员先后对畲药食凉茶进行深入研究，发现其含有挥发油、生物碱、黄酮等化学物质，且食凉茶具有抗氧化、调节免疫、抗菌等药理作用，能明显影响脂质代谢，可用于治疗高脂血症、痰湿壅盛型原发性高血压，且能提高消化道溃疡感染患者的治疗效果。

畲族药膳目前取得了一定的研究成果，但受政治、经济、文化等各方面的因素影响，在发展中仍存在许多阻碍。由于人员、资金投入不足等原因，药膳食疗研究仍有大片空白，畲族药膳经营模式粗放，尚未形成完整产业链，还未在广大消费者中获得较高认知度，也难以满足不同层次的消费需求。

畲族药膳是我国传统医药的组成部分，其合理的开发利用必将为中医药的传承和发展注入新的活力。为此，我们组建了一支致力于研究和传播畲族药膳的队伍，力求在基础研究、产业研究等方面实现创新，以助推畲族药膳文化及产业的兴盛发展。本书根据药食同源理论，研究收集整理获得畲族民间药食两用植物品种49个和药膳食谱82个，并在此基础上加以提升总结，系统地总结出了畲族药膳的理论和产业发展。

第二章　畲族药膳理论

　　《中国畲族民间医药调查报告》中指出，畲族医药理论有痧积理论、六神学说、痧症理论、阴阳哲理与解毒通利法、对伤的认识、对小儿风症的认识等理论。目前，有关畲医的基础理论研究，主要集中在痧积理论、六神学说和痧症理论。

　　畲族人民为了适应当地特殊的地理环境，积累形成了具有典型民族特色的医药，成为祖国医药学宝库中的一个重要组成部分，其中独特的畲族药膳养生保健措施，成为畲族人民抵御疾病、强身健体的重要手段和方法。由于畲族是一个没有文字的民族，畲族药膳的传承大多是耳提面命、口传心授，并无相关的文字记载。畲族人民在与疾病作斗争中，运用各种适合当时社会环境，地理气候特点和生产生活习惯的医疗方法进行医疗实践，总结经验，逐步形成了畲族医药的理论。比较有特色有痧症理论、六神理论和痧积理论等，根据相关理论与实践结合，促进了各种畲族医药特色疗法的规范化。特色疗法有发痧疗法、心理疗法、外治疗法、正骨疗法和食物疗法等。畲族药膳学是畲族特色食物疗法的理论和实践总结，是畲族医药学的重要不可分割的组成部分。通过对畲族药膳的整理与研究，发现畲族药膳在发展过程逐渐地形成了以具鲜食增效、寒热互补、状态调整和胃除湿四大理论为基础的畲族药膳理论体系。

　　总之，畲族人民在畲族医药理论的指导下，结合个体体质、药材药性药效、选择食材习惯，不断总结药膳理论，初步形成特有的药膳理论雏形，实践中遵循，但是缺乏系统的归纳和整理。

　　在畲族药膳的施膳过程中，如缺乏明确规范的药膳理论指导，或者对药膳药材的药性药效缺少科学规范的认识，对药膳的药材与食材的配比未制订相关标准，对药膳的物质基础、药理作用等基础研究工作未进行科学研究，都将影响畲族药膳行业的快速发展。因此，我们团队在系统研究4年后，做了相关的探索和总结，初步总结了畲族药膳的四大特色理论：鲜食增效理论、寒热互补理论、状态调整理论及和胃除湿理论，本理论是畲族药膳史上的首次原创探索，存在提升和完善的空间，我们愿意和畲族医药领域的专家共同探讨，让畲族药膳理论更趋完善。我们相信在明确而完善的畲族药膳理论基础上，必然有助于研究畲族药膳基础，有助于制定行业标准，最终促进畲族药膳产业健康快速发展。

第一节　鲜食增效理论

　　应用鲜药治病，是中医的特点之一，也是畲族药膳的用药的一大特色。

一、畲族医药理论中的鲜药理论

　　鲜药入药，由来已久。《神农本草经》中有鲜地黄的用药记载，"干地黄，味甘寒。主折跌绝筋，伤中，逐血痹，填骨髓，长肌肉，作汤，除寒热积聚，除痹，生者尤良。久服，轻身不老。一名地髓，生川泽。"

　　鲜药富含充足的天然液汁，能最大程度地保存所含的活性成分，清热养阴之力优于干药，尤其是诊治某些急、表症等，作用是干品无法替代的，一直受到历代医家的称崇。《神农本草经》在干地黄和干姜条下注明"生者尤良"，这里的"生"就是"鲜"。药王孙思邈在其《千金翼方》中记载麝香有"春分取之，生者益良"，显示不仅植物药有鲜的要求，而且动物鲜药也有更好的疗效。金元四大家之一的刘完素有"采取鲜者，其力足耳"的论述。清代名医张璐在其《本经逢原》记载了"五汁饮"，并注明"方中五物，皆用鲜汁，取其甘凉退热，其功效较干着煎汤为佳"。清代名医胡延光所著《伤科汇纂》记载"凡用敷贴等草药，皆要临时生采新鲜者用之有效"。20世纪20年代的"北京四大名医"也喜用鲜药，其中的汪逢春认为"暑温证及温病滋阴尤以鲜品效佳"。近代，同仁堂、怀仁堂等老药店仍践行"生者尤良"观念，店内的薄荷、藿香、石斛、佩兰、芦根、佛手等品种都提供鲜品，一是自家种植，二是有近郊专植药材的花农、菜农送货上门。当年，随季节变化，药店还采用地窖和天然冰自制的冰柜进行贮藏和保存，可做到鲜药四季不断。

由此观之，中药鲜用也是中医的特色之一，发扬光大鲜药传统对于增进健康，推进中医药振兴有着重要的意义。

在长期的生活实践中，畲族人民根据其生活的特殊自然环境，形成了鲜食的药膳习惯，如养胃草、山豆腐等用的全部是新鲜药材。鲜药的自然药汁能最好保持药物的天然性质，能起到最好的疗效，同时，有些药食同源药物，经过加工炮制会改变其药性与功效，畲族人民通过口授方式将药膳的鲜食增效理论，通过实践代代保存下来，形成自身的药膳理论文化。

鲜药在畲族药膳中的的应用历史悠久，因畲族人民长期居住在山区或半山区，环境相对恶劣，经济文化相对落后，生活困难，营养缺乏，体质较差，为了提高自身抗病能力，在日常的劳作中，经常采食随处可见的药材随口服下。正是这个传统习惯，造就畲族药膳善用鲜药的特点。

其他少数民族，也有运用鲜药的历史。

藏医药也是藏族先民在雪域高原上同各种疾病作斗争过程中的经验总结和智慧结晶。藏族先民们发现动物喜欢用舌头舔伤患处，于是学会了在伤口处或疼痛处用舌头舔或吸一口血，把伤口内的瘀血和浓液吸出来，以减轻疼痛。看见动物舔地便发现盐后，不仅懂得盐可以食用，而且发现盐可以用于消炎，在伤口处洒一些盐可以防止伤口感染。远古先民们观察到禽兽在受创伤后，吃了动物、植物、矿物后伤口会很快愈合。先民们为了进一步证实这些药物的药性，对禽兽进行诱导性的实验：用颜料或血在蛋壳和幼畜、雏鸟身上抹上类似创伤的花纹，禽兽以为它们的幼仔受了伤，衔来上述那些药物敷在花纹处，将这些药物用于人体，具有同样的效果。这就启发了远古先民们使用动、植、矿物药治病的经验。

藏族远古先民们在长期的狩猎生活中逐渐了解到动物的肉、血、骨的营养和治病作用。如野牛血有止泻功能；旱獭肉和脂肪有祛风作用；麻雀、雪蛙肉有滋补作用；麝香有刺激人兴奋呼吸和致妇女流产的作用；盐有防腐、调味、消化、解毒等作用。先民们在长期的采集生活中，尝遍各种野果百草的滋味。发现有的食物可以作粮食，则采集其果实引种为主，有的植物根茎果叶有滋补营养和入药功能，如花椒、野葱、野蒜有解毒、消炎、祛汗和帮助消化作用；有些植物则有毒，如狼毒、雪上一枝蒿等，有些菌类有毒；野青稞、野燕麦、野大麻仁、草莓和其他一些野果谷物有营养；在与各种疾病斗争的过程中，人们又学会了用酥油治烫伤、烧伤和止血、滋补；用柏枝、艾蒿熏烟有防止瘟疫的作用。畲族医药认为鲜药一般为寒凉药，寒性更强，润性更大，某些辛味发散药，鲜药发散药更强，还具有取材方便、使用快捷的特点。

畲族人民最早如在劳作的过程中出现口干、咽喉痛或喉咙有痰，就顺手从地里拔株鲜鱼腥草洗净嚼碎服下，马上就可以缓解口干、咽痛症状，因新鲜的鱼腥草具有清热解毒、消痈排脓等作用，广泛用于咳嗽、咽痛、跌打骨痛引起的炎症。鱼腥草其主要成分为挥发油和黄酮类化合物，研究表明，新鲜鱼腥草中挥发油、槲皮苷等含量均高于干品；药效学研究证明，鲜品鱼腥草比干品鱼腥草抗炎作用更强；鲜品鱼腥草临床疗效优于干品。

在畲乡，畲族人民用天然的"养胃草"来解决胃脘不适的困扰。畲乡的"养胃草"学名天胡荽，养胃草生于路旁草地较湿润之处，《生草药性备要》"治癫，臭耳，鼻上头风，痘眼去膜，消肿，敷跌打大疮。"功能主治祛风清热，化痰止咳。现代常用于黄疸型传染性肝炎，肝硬化腹水，胆石症，泌尿系感染，泌尿系结石，伤风感冒，咳嗽，百日咳，咽喉炎，扁桃体炎，目翳；鲜品外用治湿疹，带状疱疹，衄血。用法用量 10～15g；外用适量，鲜品捣烂敷患处。养胃草具有祛风清热作用，对于风火赤眼，可配桑叶、菊花、点地梅等药同用；对于咽喉肿痛，可配土牛膝、白毛夏枯草等同用；治疗蛇缠疮，可用新鲜全草捣烂，用酒精浸半天后，用棉花球蘸搽患处。用治急性黄疸型肝炎时，鲜天胡荽一至二两，白糖一两，酒水各半煎服，每日一剂。（《江西草药》）治小儿夏季热时，鲜天胡荽适量，捣汁半小碗，每服三至五匙，每日服五、六次。（《江西草药》）

畲族人民喜爱用一种叫作"观音柴"的豆腐柴树的树叶制作"山豆腐"，豆腐柴树的学名叫作"腐婢"。功能是清热，消肿，治疟疾，泻痢，痈，疔，肿毒，创伤出血。用法用量为内服：煎汤，10～15g。外用：捣敷、研末调敷或煎水洗。鲜腐婢有许多功效，治无名肿毒时，将新鲜腐婢叶捣烂，外敷初起未化脓者，连敷二、三天可消散。局部不红不肿的阴症忌用。（《江西民间草药验方》）治刀斧创伤时，把新鲜腐婢叶捣烂如泥，敷于伤处，能止血止痛。(《江西民间草药验方》)治痈时取腐婢鲜叶加红糖捣烂外敷。治疗时取腐婢鲜叶捣烂调蜜外敷。

二、畲族医药中运用鲜药的理论、实践和案例

畲族医药理论产生于特定的历史条件和独特的自然环境，与中医有着很深的渊源，鲜药的应用也贯穿其中。在长期的民族迁移过程中畲族发展了本民族医药文化，形成了独具民族特色的畲族医药理论体系。通过深入民间调查、查阅有关医学文献和相关地方史志资料，我们可以看出畲族医药理论有以下几个特点：①寒凉为主，内外兼治。畲族民间将身体不适、精神不爽、头痛胸闷、四肢乏力、呕吐、腹部胀痛等，统称为"痧"。认为"痧"属热证，为热与湿阻滞于皮表，影响脏腑尤其是脾胃功能而发病。注重内服外治，内治服鲜药，用药偏寒凉，外治则刮痧、抓痧等，内外兼治，二者并重；②"六神"治病，擅长外疗。畲医认为，人的生命由心、肝、肺、脾、肾、胆六脏的神来主宰，"六神"即是六脏的简称。"六神"病需及时采用"六神草"治疗；③以食为补，注重节气。畲族民间历来重视食物的补益作用，畲族地区广泛流传"九药不如一补"的说法。如畲族群众在四季更替或节气转换时，常采药备于家中，根据节气变化，选择凉热属性之家禽或动物配以鲜药炖服，以补益身体，消除疲乏，增强体力，效验显著，充分体现了畲医以食为补的观点；④因人因时，依法而动。体现了畲族医药是传统医学组成部分，三因制宜、辨证论治在畲族医药中也是核心观点。

畲族各家各户都认识几种鲜药，掌握一些单验方。畲族群众平日食用家禽家畜或逢年过节炖鸡煮鸭常加入中草药，药膳食疗不仅可以防治疾病、增强体质、延年益寿，还可用于治疗各种急慢性疾病，应用范围相当广泛。

畲族民间医药秉承了"上医，不治已病治未病"的基本原则，强调未病先

防，尤重季节性预防疾病。例如，三月初三畲族人家家户户用鲜乌稔叶（即南烛）煮"乌稔饭"，并馈赠汉族的亲戚朋友。研究表明，南烛具有很高的营养价值，且药食同源，具有健脾益肾、抗衰老、营养保健、防癌等多种功能。

畲族药膳食疗注重以脏补脏、以脏治脏，其认为禽畜的内脏或肌肉与人体相应的内脏或组织有特殊的补益关系。猪头骨、猪脑、猪脚、兔肉、猪肚等都是常用药。例如，将雷瓮子根浸高粱酒，或用果实制膏冲鲜鸡蛋服治肾虚；鸡粘根炖猪肚治贫血，还可用治坐骨神经痛、关节炎、风湿痛、高血压等。这些动物或其脏器可与中草药炖煮，或将中草药加到动物脏器中煮，亦可用中草药的煎出液与动物脏器同炖服，方法灵活，简便易行。此外，畲族群众使用鲜药的剂量，均偏大，如用鲜艾根 200 g 炖猪尾巴治风湿痛，用土牛膝根 60～100 g 炖鸭治风湿性全身酸痛等，其剂量已超过常量的数十倍。与家畜、家禽同炖，其煎煮时间较长，可达到缓解药物峻劣之性，这种制作方法亦可起到一定的减毒作用。

三、鲜药增效理论的组成部分

1. 简易有效：取材简便，食用方便

畲族居住地区山峦起伏，气候温和，适宜于植物生长，草药漫山遍野丛生，资源十分丰富，采集方便，用之有效，故畲医用药的主要特色是具有就地取材，经济方便，由于采集方便及临床疗效好，畲医大量运用鲜药，认为鲜药具有药汁纯厚、气味俱存的特点，能够保持药物的天然性能。一般对无毒或毒性小的药物在采集后，不作特殊处理，直接用于病人，以获最佳疗效。运用鲜药不仅用于汤剂内服，也被大量用于外治法，如外洗、外敷等。善用鲜品"随手采来顺手医"是畲族人民常用的医病方法。鲜草药膳更是备

受推崇，鲜草药具有取材简便，可保持鲜药原有特性，基本上不破坏有效成分及原有的药效活性的优势，其使用为历代医家所重视。常用的鲜品有鲜白脚鸡（剑叶凤尾草）、鲜臭盏（鱼腥草）、鲜盐酸草（酢浆草）、鲜大葱、鲜番薯嫩叶、鲜葛根、鲜荷叶、鲜火烧菜（牡蒿）、鲜山薄荷（藿香）、鲜鸡骨柴（土牛膝）、鲜破铜钱（积雪草）、鲜苦参根、鲜大叶洋近皮（马蹄金）、鲜仙人掌、鲜水苦益（马兰）、鲜梧桐树叶、鲜五月艾（艾叶）、鲜香菜（荠菜）、鲜八月黄（一枝黄花）和鲜珍珠莲（华紫珠）根等。每逢夏日，各家各户还备有一定数量的鲜草药以制作凉茶，常用药物包括鱼腥草、仙鹤草、车前草、淡竹叶、夏枯草、败酱草。

2. 省时减力：消耗较少，节约时间

畲医大量运用鲜药，认为鲜药具有药汁纯厚、气味俱存的特点，能够保持药物的天然性能。一般对无毒或毒性小的药物在采集后，不作特殊处理，直接用于病人，以节约救治时间，获最佳疗效。畲族群众多居住在高山僻壤之地，受地理环境及经济条件所限，其民间医药具有省时减力的特点。①药味少，一般均为单味药，或二三味药，最大的组方也不超过二十味药；②取材容易，房前屋后随处可得，即使是长在深山老林里的鲜药，也多在平日外出劳作时顺手带回，以备不时之。就是一些土办法所用的器具也十分简易，如徒手刮痧，缝衣针挑痧，草纸条灸治无名肿毒，碎碗放血等，无一不是唾手可得、随处可施的治疗方法；③所用之品多为瓜果蔬菜、家畜、家禽，自养自种，花钱不多；④效果显著，古代畲族群众就靠这些土方、土药、土办法才得以生存，繁衍不息。

3.应季改药：根据季节、时鲜，把握药效的最佳时机

畲族人民注重根据季节、时鲜用药，利用药效的最佳时机。畲医用药，以鲜采生用或阴干备用，取其应季、时鲜，有一年更新、超百日不用的用药传统。在春夏之交，常见雨水多，气候潮湿，易感湿邪，造成乏力体倦，食欲不振等症，畲族群众将臭苍子的根与臭牡丹、大青、盐肤木根炖老鸭母，为春夏雨季保健，可起到健脾化湿、强壮身体的作用，还可用于乏力、胃寒痛、小儿疳积等。夏日，将黄鳝藤与兔肉同炖服，用于夏日保健及补肾，还可用治肾炎、肝炎、乏力、食欲不振、营养不良性水肿、小儿疳积等。农忙之际，用白牛胆、勾儿茶、黄花远志、盐肤木等滋补鲜药炖兔子、鸡、鸭、猪脚等，食用后强身防病。冬至，家家户户兴补，取家畜家禽与滋补中草药共炖之，以养精蓄锐，强壮身体，畲族人民俗称"补冬"。

4.色优香浓：新鲜的药物色香味更有特色

畲药畲族群众对药物的命名，主要依据以下几方面：以外观颜色命名，如野牡丹科植物叶底红的叶背为紫红色，故称叶下红。鼠李科植物勾儿茶根的外皮为黑色，故称黑皮根；以外观形态命名，如芸香科植物椿叶花椒的树干基部有比一般植物茎干更粗大的锐刺，故称刺王。猕猴桃科植物毛花杨桃的果实形如小桃又带毛，故称毛桃、野毛桃；以药物的气味命名，如夹竹桃科植物链珠藤的根气味芳香，故称香藤。菊科植物藿香蓟的全草气味奇特，故称臭草；以药物的功用命名，如山茶科植物单耳枪治疗漆过敏有较好的疗效，故称漆虎。豆科植物苦参的根可治疗头虱，故称虱子草；以药物的形态、气味命名，如胡颓子科植物胡颓子的果实味酸，且一个个、一串串挂在枝上，故称酸吊吊、酸吊子。如此命名法，便于群众记忆、使用和在当地交

流。从药物的命名可以看出新鲜的药物色香味形皆有特色。

畲族人民利用当地的食物烹饪时也讲究色香味浓，追求食材本身自带之味，油盐酱醋不盖食物本味，煎炒烹炸不挡新鲜绽放。地处畲乡，不得不提憨驴菜烧土豆这道菜肴——土豆软烂，口感醇厚，憨驴菜鲜香清爽，自带山岚清香之气，让人欲罢不能。用养胃草烹制的养胃猪肚，猪肚筋道弹牙，带有一丝青草的清香，养胃草经过烹煮之后失去了原本苦涩的口感，仅剩下淡淡的清香，配上蘸水的酸辣，令人胃口大开。

畲族药膳秉承中国文化传统的中庸思想，强调以人为本，"阴平阳秘，精神乃治"。《素问·藏气法时论》提出了"五谷为养，五果为助，五畜为益，五菜为充，气味合而服之，以补精益气"的食养准则。畲族医药源于实践，其独特的疾病观、治疗方法，应用鲜药于食物疗法更具特色，畲族群众将药物和食物有机地结合在一起，且结合的方式多种多样，在"治未病、食疗、食养"等问题上，突出强调"预防补益同重"的思想。

四、结语

畲族民间药膳、食疗方已在畲族群众中应用了千百年，鲜食增效理论以其独有特色奠定了鲜药在畲族医药中的地位，不仅民众喜爱随手采摘鲜药用来治病强身，当地综合性医院、中医院及基层卫生院也引鲜药入药膳食疗，作为防病治病一个重要手段；酒楼、餐馆、宾馆也可炖煮鲜药药膳食疗，此为一道靓丽的民族风景线。此外，发掘畲族特色鲜药、继承畲族药膳食疗，保留"原滋、原味、原形、原色"特色。鲜药入药膳更显刻不容缓，应更加充分发挥畲族民间药膳食疗的养生保健、防病治病作用，使其更好地为民众服务。

第二节　寒热互补理论

畲族药膳的施膳过程中讲究寒热互补理论，以达到使人体恢复或维持阴阳平衡的目的。

一、畲族医药理论中的寒热互补理论

阴阳理论是我国古代的一种哲学思想，是中医学重要的基础理论。《易·系辞下》曰："一阴一阳谓之道。"阴和阳的对立统一就是事物的普遍规律，即所说的"道"，而正是事物内部的阴和阳互相对立，从而引起事物千变万化的运动。

阴阳对立统一的思想起源于古人对世间万物的观察与体验。《易·系辞下》云："近取诸身，远取诸物，于是始作八卦。"人们从太阳活动产生的光影寒热规律及人类自身的性别差异等复杂的自然和社会现象中抽象出"阴"和"阳"这对范畴，并在八卦中用"–"代表阳，用"--"代表阴，通过"–"和"--"的交错形成天（乾）、地（坤）、雷（震）、火（离）、风（巽）、泽（兑）、水（坎）、山（艮）八卦，用以阐释世间事物变化的规律，这便是人们最早的阴阳理论及早期应用。

阴阳理论起源于《易》，发展于《内经》，秦汉时期，阴阳理论成形且被广泛运用，作为这一时期的主流世界观和方法论，阴阳学说被用以解释生命现象和相关医学知识，逐渐与中医药知识融为一体，奠定了后世中医学千百年来的理论基础。

"阴阳者，天地之道也，万物之纲纪，变化之父母，生杀之始本，神明之府也，治病必求于本"（《素问·阴阳应象大论》）。阴阳理论是解释宇宙万

物的发生、发展、变化规律的哲学理论，生命作为这个宇宙的渺小一部分，也离不开阴阳之间的调和作用，治疗疾病只有抓住阴阳这一根本才能彻底消除病痛。

《黄帝内经》认为，"阳平阴秘，精神乃治"是生命活动的最佳有序的和谐状态，一旦这种"阳平阴秘"的稳定状态失常，就会成为疾病发生的最基本的病机，正所谓"阳胜则阴病，阴胜则阳病"（《素问·阴阳应象大论》）。医生诊察疾病时应"谨查阴阳所在而调之，以平为期"（《素问·至真要大论》），唯有平衡体内阴阳二气，才能做到治病求本，药到病除。

中医治病的根本就是利用药物所具有的若干特性和作用，即以药物或其他治疗方法的偏性来纠正疾病所表现出来的阴阳偏盛偏衰，使之恢复平衡、协调状态。"疗寒以热药，疗热以寒药"（《神农本草经》），是最为直接的利用阴阳理论治疗疾病的例子。

畲医根据朴素的唯物主义思想，以祖传经验为基础，结合自身用膳用药实践，整合同行经验，认为畲族药食同源药材具有阴阳之分、寒热之分，烧煮法亦有寒热之分。

畲族医药发展过程中，有畲医总结出畲药阴阳之说，将药物简单分阳药、阴药与和药三种。把热性、温性的药物统称为阳药；把寒性和凉性的药物统称为阴药；不寒、不热、不温、不凉之药物称为和药。阳药一般生长在朝阳的山坡，阴药一般生长在阴山沟里，和药一般生长在低谷的自然生长规律。

畲族药膳的存在以维护人体阴阳平衡为关键，热病服凉药，寒病湿病服热温药。畲族人民使用的新鲜青草药大多偏于寒凉，为了使其更好的发挥本身的药用价值，寒凉病证的患者或素体畏冷者，如需服用偏寒凉的药物，可先将药物用文火炒黄，酒炒或蒸以缓和寒凉之性，再用油将所用药引炒熟或使用偏温热的药引。

畲族医药认为，气与血失人体生命所在，气血失衡必然导致疾病的产生。阳药用于治疗气血凝寒、湿困之证；阴药用于治疗火热亢盛；和药则具有平衡和滋补的功能，使气血维持在调和的水平。

畲族医药十分重视"寒热辨证"，凡病必先察寒热两个方面，并将疾病分为寒证和热证两大类，如痧症可分为冷痧、热痧，痢疾可分为冷痢、热痢，咳嗽可分为冷咳、热咳等。

畲族医药将寒热理论还用于诊法当中，畲医把脉分为阳脉和阴脉：阳脉脉象宏大、快速，多为心火亢盛热证或痛证的阳病；阴脉脉象沉溺，多为虚证、寒证或是寒邪湿困的阴病。畲医又把舌象分为阳舌、阴舌两大类：阳舌舌象舌红少苔，是阴虚火旺的实热证的表现；白舌色、紫舌色为阴舌，是血虚气虚的虚寒证的表现。

畲族医药理论在其他科，如运用寒热理论阐释了小儿风证，分为三大类：阳风、阴风、半阴半阳风。

二、畲族医药中运用寒热互补理论、实践和案例

畲族医药将疾病归纳为风、寒、气、血、杂证五大类，寒证作为其中的一大类，畲医在寒证的病因、病机和治疗手段上有着独到的见解和方法。

寒证的内因是由于人体六神中的肝神、肾神失养，精气亏虚导致不能温煦肢体脏腑；外因是由于畲族人民长期居住于山间湿地，气候寒冷潮湿，或是遇深山瘴气，感受寒邪所致。畲医治疗寒证时，常配伍使用性味温热的药物或食物，以达到补肾益精，温里驱寒的作用。

除此之外，畲族医药中还存在一种治疗寒证的特殊方法——熨法，用被火烘热的物体或加热过的药物贴熨于人体表面的患处或特定穴位，通过外

部的热敷达到驱寒的目的。

畲族医药认为热证的病因主要是感受风、寒、暑、湿、火等外邪，或感受温热疫毒之气。机体的发热是正气与邪气相争于体内、导致阴阳失衡，阳胜而发热的结果。畲医一般会采用清热解毒、凉血泻火等方法进行治疗，常用药材有毛道士（白英）、美人蕉、水芹菜、银冬藤、野菊根等。

寒热理论除了体现在寒证和热证的施治上，还被灵活运用于畲医的各种特色疗法。畲医在用畲药治疗痧症的的过程不仅要依据三焦辨证用药，还要按痧症的寒热属性来选用药品。一般以寒体用温药、热体用凉药为原则。

畲族食物疗法是在阴阳之说、六神学说和疳积理论的基础上，讲究辨证施治，使药物疗法和食物疗法相结合，从而达到防治疾病，滋补身体的作用。

畲族药膳注重区分食物和药材的冷热属性，如白糖、冰糖性冷，红糖性热（红糖制作是需要加入石灰，石灰能将生鸡蛋煨热）；白酒性冷，红酒（米黄酒、土黄酒）性热；绿豆、萝卜性冷，葱、姜、蒜性热等。畲族人民对自身的"体质"冷热属性普遍都较为注意，并会对自己的体质类型有一定的判断，畲医则根据患者的体质差异和疾病成因，遵循"寒者热之，热者寒之"的基本法则，为体质冷者配用热性食物，体质热者配用冷性食物。如治疗胃脘痛时，取金桔根 100g，土木香 50g，九重皮 100g，铁包金 100g，煎汤取液。畲医认为羊肉性热，猪肚、五花肉性平，寒痛时与羊肉一同炖煮，热痛则与猪肚或猪五花肉炖煮。畲医还会根据患者的疾病酌情增加配料，如寒证加生姜、红糖，热证加白糖、冰糖。

畲医认为冷热掌握不好，有害无益，重者会招来祸端，所以在食物疗法中选用食品和药材时，应注意其药性、冷热属性和季节性，夏季宜多用冷性之品，冬季应常用热性之品。

除了对食物性能认识上是这样，在烹调上也相同，如善用火锅这类的烹调方法应对寒或湿的状况等。

三、寒热互补理论的组成部分

1. 寒菜热食：寒性的蔬菜药膳，用火锅的形式烹饪，提高食物的温度减轻寒性

畲族药膳的烧煮方式上，根据药材阴阳属性，以及个体体质差异，选择不同的煮法，其中热食是畲族传统饮食文化中的一大特色。畲族家家户户在餐桌上均常年备有一只小风炉，风炉置于桌中间，生一炭火，加上小铁锅或小铜锅，待汤料水沸时，将食物和药材倒入，现煮现吃，与火锅十分类似。畲族人在烧田螺鸭时往往选用热食的烹饪方式，因田螺和鸭均生长在有水的环境里，属阴属寒，为达到阴阳平衡、寒热互补的目的，故用火锅煮制，火锅属火属阳，通过食材、药材与煮法互补，药膳通过寒热互补，使人体达到阴阳平衡的目的。

2. 热菜寒食：热性的蔬菜药膳，用茶饮、药酒、凉拌等炖煮时间较短的形式烹饪，降低食物的温度，从而减轻食材的热性

畲族食物疗法中以炖煮的烹饪形式为主，但也偶有以药酒、药茶、粥饭形式的特色药膳。相较于其他药膳的长时间炖煮，这类特色形式的药膳有着自己的特点与优势，通常热性药材或食材会经过较短时间的烹饪，以降低食物的温度，从而减轻药膳的热性，达到平衡寒热的目的。如畲族药膳冈尾畲村特色药酒，以小果蔷薇、丝棉木、构棘、牛奶根、花椒簕、糯米、酒曲、水等为原料，先将小果蔷薇等五种草药浸泡、煎煮两次，过滤，合并药液，在将糯米蒸熟，摊开晾晒，装入酒缸，撒入酒曲，加入草药水煎液及适量水，按照农家酿酒法酿制而成，具有祛风湿、抗疲劳的功效。

3. 主寒佐热：主菜是寒性的用热性佐料

畲族药膳在食材选取上，多将热药与寒药相配伍使用，以减轻单一药物的寒热偏性，寒性的食物配以热性的佐料，热性的食材配以寒性的佐料，以达到中和寒热，平衡阴阳，还具有增强药膳疗效的作用。畲族药膳石龙蟋蟀饮，取石龙六尾，去腹中物，熬油备用，与蟋蟀五只，同入瓷罐中闷炖半小时，稍加老酒饮服，可有消症散结，利水消肿，治疗臌胀的作用。石龙味咸，性寒凉，蟋蟀味辛善走窜，以热辅寒，平衡药膳的寒热属性，又可使药膳软坚散结，利水消肿的功效得以倍增。

主菜为寒菜的畲族药膳时，畲族人民会增添一些热性的佐料，在改善食物味道的同时，兼有平衡药膳的寒热属性的作用。常见的性味温热的佐料主要有花椒、香葱、大蒜、生姜等，多用于寒性的肉类和鱼虾的烹饪中。畲族药膳粗叶榕炖兔肉，有祛风湿、抗疲劳的功效，兔肉经沸水焯过沥干，与生姜下油锅煸炒后，与粗叶榕根的水煎液一起文火炖煮，性味寒凉的兔肉，配以微温的粗叶榕根和生姜等佐料，既能去腥调味，又可平衡冷热。畲族药膳嫩姜炖鸭中，畲族人民将鸭肉与嫩姜和酒糟一同下锅炒制，用嫩姜和酒糟的温性调和鸭肉的寒性，从而达到祛风散寒，温中止呕的作用。

4. 主热佐寒：主菜是热性的用寒性佐料

热性食材性味偏于辛热，多食容易导致津液不足，阴气受损。畲族人民在药膳的制作过程中，利用寒热互补理论，往主菜是热性的药膳中加入适量的寒性食材，使药膳的寒热得到中和，有效地避免了多食热性菜肴而造成的口腔上火、红肿溃疡等情况。畲族人民药膳制作过程中常用的寒性佐料如冰糖、白糖、白酒，常用的寒性食材有绿豆、萝卜，合理地选优寒性食材，可有增加食物口感、缓和食材热性、促进药膳疗效等作用，增添佐料的量也可根据不同人的体质需求，作出相应的调整。

畲族药膳勾儿茶竹榕白簕炖羊肉，先将勾儿茶、竹叶榕、白簕的根切片浸泡、煎煮两次、过滤，合并水煎液备用，再将羊肉沸水焯过捞出，与生姜一同入油锅煸炒，淋上料酒，加入水煎液武火煮沸后改文火炖至肉烂。羊肉性味温热腥膻，是一种热性食材，辅以勾儿茶、竹叶榕、白簕等性味寒凉的佐料，可有效地消解羊肉的火气，既有滋补的作用，亦有清热的功效，制成的药膳可补虚、抗疲劳、增进食欲、改善睡眠，尤其在大小暑节气食用最为适宜。

四、结语

寒热互补、阴阳平衡，是畲族医药的重要理论和实践基础，灵活运用在畲医治病的各个方面。在疗法上，畲医注重"寒热辨证"，必先察疾病的寒热方面，再遵循"寒者热之，热着寒之"的基本施治原则，治疗热证时选用寒凉的药材，治疗寒病时选用温热的药材，只有从根源上平衡人体的寒热阴阳属性，才能做到药到病除。

寒热理论还被广泛运用于的特色食物疗法当中，畲族人民对自身的体质有一定的关注与认知，并且根据自己的体质选用适宜的食材和药材制作药膳，来治疗某些疾病或提高身体的免疫力。寒热理论运用在食疗中的主要形式可分为四类：寒菜热食、热菜寒食、主寒佐热、主热佐寒，通过烹饪手法、烹饪形式、食材之间的寒热相互作用，对药膳整体的寒热属性进行综合调整，达到一个寒热平衡的最佳状态，从而提升食物疗法的治疗效果。

第三节　状态调整理论

畲族医药认为气、血、精是组成人体并完成机体各项活动的基本物质基础，由心神、肝神、肺神、脾神、肾神、胆神"六神"主宰，"六神"各司其职，相互协调，相互作用，共同完成主宰人体的生命活动，畲族药膳的应用遵循的原则中包括结合机体的状态辨证施膳。

一、畲族医药理论中的状态调整理论

畲医理论认为，人的生命由心、肝、肺、脾、肾、胆六脏的神来主宰（通常简称"六神"）。"六神"各司其职，指挥人体三十六骨节、七十二筋脉、十二条血路等活动。人体靠气血筋脉来维持生命，气血旺盛，筋脉顺畅，生命活动就正常，人的身体就健康；不然，人的身体就羸弱。一旦人的"六神"因正虚或者邪实的损害，就会得"六神病"。

结合机体整体状态，正虚分为气虚、血虚、阴虚、阳虚，邪实分为气滞、血瘀、痰阻、邪积。

气虚状态由于脾肾肺三脏功能下降而导致的机体活动能力的不足或减弱，而出现一组以神疲乏力、少气懒言、动则气促、食欲不振、大便溏泄等证候群为特征的偏虚状态。应结合畲族状态调整理论，进行心、肝、脾、肺、肾整体调理，使机体有规律地自我更新、自我复制、逐渐恢复元气。

血虚以脾胃虚弱引起为主，由于血液的亏虚，不能濡养脏腑、经络、组织，常表现面色萎黄、嘴唇及指甲苍白、头晕眼花、心慌心悸以及妇女月经量少、色淡或闭经等证候为特征的偏虚状态。脾胃为气血生化之源，往往通过健脾补血来达到补血调偏的目的。

阴虚是人体阴液亏少，导致其滋润、濡养功能减退，具有口干舌燥、手足心热、潮热盗汗、小便短黄、大便干结等表现为特征的偏虚状态，常见有肺阴虚证、心阴虚证、胃阴虚证、脾阴虚证、肝阴虚证、肾阴虚证等，以状态调整理论为指导，选择相应的阴药或和药，予以滋阴润燥之品进行调理。

阳虚是指人体阳气的亏虚，具有畏寒、肢冷，腰膝酸软或冷痛，兼神疲乏力、少气懒言等症状为主的偏虚状态，以心阳、脾阳、肾阳等虚衰之证为常见，其中肾阳为诸阳之本，肾阳虚多见且也是最为重要的。往往选择生长在向阳一面的阳性药材进行调理。

气滞状态多因长期心情抑郁，机能障碍，气机失畅，气血一时性失于畅通而形成的，具有胀闷疼痛、情志不畅等表现。往往多选择以芳香行气、疏肝理气的药物，以疏肝理气、行气通络的理法来调节气机、通达气血。

血瘀状态是由多种内外因导致的，外因以外邪及外伤为主，内因常见于情志、久病、年老、饮食不节、气津运行失常等，是一种因瘀血内阻导致疼痛、肿块、出血、局部颜色紫黑等症状为主的偏实类状态。予以活血化瘀的药物，祛血通络，疏通经脉。

痰阻状态是痰浊停聚或流窜于脏腑、组织之间，多因饮食不节，脾胃功能失调，气血失和，水湿津液停聚化热形成，具有以痰多、胸闷、呕恶、眩晕、体胖、包块等症状的偏实状态。以和胃祛湿理论为指导，选择合适的药物健脾祛痰。

邪积状态较多，如外邪侵袭、饮食积滞等。如热积状态多因外感暑热之邪气形成，热邪犯于心肺或胃肠；或过食肥甘厚味，脾胃运化不足，与内热互结，蕴于胃肠；或肝气不畅，郁久化热，是热邪淤积在内的状态表现，具有发热、口渴、烦躁不宁等症状为主的实证。

在"六神"的协同作用下，气、血、精处于平衡状态，不受邪实侵犯，则机体功能协调生命力强；若"六神"脏腑神魂失守，就不能发挥神的主宰功能，则气、血、精化生不足或运行、输布失常，外加邪实乘虚侵犯，机体就处于失衡状态，如不及时予以调整与治疗，就会影响甚至危及人体的生命活动。

存六神，理状态，则七窍通畅，故体健。畲族医药认为，人体脏腑、四肢的功能需神的主宰，才能维持正常。存思身神，使神气内守，便可以消除疾病，得以益寿延年。

二、畲族医药中运用状态调整理论、实践和案例

痧症是畲族医药学中历史最悠久，发病最广的病症之一。根据病症特征、发病部位、症状形态特征、六气、患者声音、妇儿特有病症，分108种痧症。痧症的治疗方法极具特色，至今仍承传着撮痧、刮痧、搓痧、焠痧、挑痧、针刺、放血等发痧疗法，根据状态调整理论选择合适的发痧方法进行治疗。张巧玲等学者开展针刺疗法治疗头风痧的临床研究，结果显示畲医针刺疗法治疗头风痧有明确疗效，近期、远期疗效均优于西医药物治疗，是治疗头风痧的有效疗法之一。潘铨等学者进行搓痧疗法治疗高血压性头痛的疗效观察，搓痧处方以畲药代表草药食凉茶为主药，取其祛风解表、清热解毒、健脾化湿的功效，另配富含挥发油的橘叶行气止痛，鲜葱散寒止痛，生姜温经止痛，茶油解毒镇痛，全方揉搓外用刺激皮肤，增强血液循环，扩张血管，共奏舒筋活络、降压止痛之功。搓痧疗法是畲医民间特色外治法之一，对头痛有一定疗效。项英美等学者将畲医发痧疗法与传统刮痧疗法进行临床疗效比较，通过比对患者全身酸痛、腹痛和腹泻的缓解率，发现畲医在治疗痧症方面的疗效较传统手法显著。另外，有关学者对发痧疗法在治疗枕神经痛、腰椎术后快速康复中的应用等方面亦有一定研究。

畲族有"九药不如一补"的说法，一补即药膳（食补），药膳也几乎成为

畲族人民家喻户晓的疗法。畲族药膳按其功效可分为：补益药膳、预防保健药膳、治疗药膳，药膳运用状态调整理论，根据人的正虚邪实等不同状态进行对证调理。治疗药膳在内科、儿科、骨伤科等方面都有较好的效果。

内科方面，对于肺热咳嗽采用鲜白苞蒿 60g，薄荷 6g，豆腐 120g，冰糖适量，水煎服，以清热止咳；对于肾虚腰痛采用黄精 50~100g，黑豆 60g，水炖服，以补肾健腰；对于糖尿病采用净鲜嫩马齿苋 150~250g，炒熟佐餐，另取根、茎适量，水煎代茶以清热利湿、止渴利尿；对于高脂血症采用鲜鼠曲草嫩茎叶适量，煮粥常食以降脂。

儿科方面，对于小儿疳积采用山苍子根、盐肤木根各 10~15g，炖小公鸭服，以滋阴生津；对于小儿哮喘采用野鸽子一只、肉桂 2g，野鸽先炖，后下肉桂，食鸽肉及汤液，以止咳平喘；对于小儿泄泻采用淮山粉 5~10g（或加糯米粉 5g）、红糖适量。淮山粉加水适量调匀，煮熟，加红糖，于喂奶前或饭前口服。

骨伤科方面，骨折复位后治疗辅助剂采用山葡萄根 50g、桑树根 40g、金桔根 30g、猪腿骨 1 根，与猪腿骨加水煮透，去药渣食之。本方可续筋接骨，减轻伤痛。治疗期间可常食。骨折复位后活血祛瘀采用三七粉 10g、当归 10g、肉鸽 1 只，共炖熟烂，食汤肉，每日 1 次，连服 7~10 天。本方治疗骨折复位后瘀血肿胀、经络不通、气血阻滞。

三、状态调整理论的组成部分

1. 神安则平：六神安，则机体阴阳平衡

根据"六神"理论，结合气、血、精失衡所出现的外在表现，畲族人民在日复一日的生活生产过程中，逐渐形成了畲族药膳的状态调整理论，状态

调整理论主张以个体气、血、精失衡状态的外在表现为标准，及时予以相应药膳进行干预，如有些因农忙时，劳作辛苦，往往会出现乏力、疲惫、饮食不思等气虚的状态，此时会予以，健脾益气，改善气虚的状态，使"六神"功能恢复，气血精运行顺畅，机体重新恢复平衡状态。

畲医认为人体生命活动的基本物质由气、血、精组成。气由清气、津气与谷气组成。清气是在肺神的作用下，从自然界中吸入的"自然之气"，由气管而进入于心，和精血共同运行于筋脉之中，为人体不可缺少的物质成份。津气是谷气在脾神和肾神的作用下而形成，是机体体液的组成部分，运行于肌肤腠理之间，以温养肌肉、充润皮肤；谷气是谷精通过脾神的作用而形成的，运行于筋脉之中，直接参与机体构成和营养机体的物质精微。血是由水精与谷精在脾神和肝神的作用下化生的一种红色精微物质，具有营养机体的重要作用。血的功能主要是在心神的主宰下，通过筋脉的输布濡润脏腑器官；在肺神的主宰下，血与清气结合，吐故纳新，推动血液运行；在脾神的主宰下，血与谷气相合，输布并营养于周身机体。精是由水精、谷精和种子精组成。水精指津液，是由人体摄入的水液，经肠吸收，在肝神的作用化生下，参于筋脉中运行的营养物质，是血液的重要组成部分，具有濡润躯体孔窍的作用，或由汗窍排出，成为汗液，具有调节人体冷热平衡的作用。谷精，是由摄入的食物，经脾神与肝神的主宰化生下形成的营养精微，是血的重要组成部分，为种子精提供化生的重要物质基础，在肝神的主宰作用下由筋脉运送到躯体起营养作用。水精和谷精又称后天之精。种子精，是由谷精与血在肝神与肾神的主宰化生作用下生成的具有生殖功能的精微物质。六神安则气、血、精功能正常，人体阴阳平衡。

2. 补虚为主：补虚是食物的根本

畲族药膳历史悠久，使用面广，既用于预防疾病，增强体质、益寿延年，也用来治疗一些急慢性疾病。药膳中以养生调补的居多。畲族民间遵循春季升补如茵陈饼，夏季清补如参金冬瓜汤（太子参、金银花），长夏淡补如百合芦笋汤，秋季平补如沙参百合润肺汤，冬季滋补如归芪鸡汤。

常见的补虚强身类畲族药膳有：黄精炖鸡、生炒黄精、黄精炒木耳、葳芝鸡煲、何首乌煲牛肉、油柴烧兔、鸭掌柴烧鹅、蕨丝冷盘、清炒蕨丝、白鸡骨草炖童子鸡、山苍子烧猪脚、苦参烧猪脚、白芨烧猪棒骨、生炒白芨、白果全鸭、乌饭、小香勾烧兔、小香勾红烧猪脚、小香勾老鸭煲、小香勾排骨豆腐汤、山苍籽蒸猪肠、百合香米粥、百合猪肺汤、百合鸡子汤、百合煨肉、玉米排骨汤、金针菜烧鸡、金针菜瘦肉粉皮汤、金针菜肉饼、清明粿、香酥鼠曲草饼、生炒猪儿菜、麻叶糕点、圆碎炒蛋、羊皮堇烧猪肚、羊皮堇炒蛋、酸菜烧苦笋、苦笋干煲肉、腌山姜、生炒山姜、苦丁茶、食凉茶、豆瓣酱拌山豆腐、梅干菜烧山豆腐、憨驴菜肉汤、憨驴菜烧苦笋、素炒马兰、红烧茭白、酱爆茭白、油焖茭白、茭白烧肉、山靛青肉汤、生炒山靛青。

3. 祛邪为辅：适时根据状态祛邪以扶正

畲药药膳使用的药物药性较平和，多甘、淡，多用于补虚保健，以祛邪为辅，且疗效独特，在祛风湿、除暑湿及增强机体免疫力等方面疗效突出。在大小暑时，畲族群众常服勾儿茶柳叶榕白簕炖羊肉、凉粉草等药膳以消暑，并在当地成为一种习俗。

起到清热解毒、理气解暑的药膳食物还有东风菜、蕨菜、苦益菜、鱼腥草、山靛青、小白蓬、山鸡椒等，这些既是春夏季节的美食，又可预防这个季节的多发病和常见病。

起到强心补肾、祛风利湿的药膳食物有紫果槭、鸭掌柴、刺茎楤木、苦参、首乌等，这些与相应的食物烹调既可作为美食，又有强心补肾，祛风利湿等功效，可以预防风湿、高血压等疾病。

常见的祛邪防病类畲族药膳有：凉拌鱼腥草、生炒鱼腥草、鱼腥草煲猪肺、鱼腥草凉茶、苦益菜肉汤、生炒苦益菜、鲜耳朵草炒蛋、明月草蛋汤、魔芋豆腐、银耳拌魔芋豆腐、生炒水芹菜、海风藤炖鸡、山莓炖猪蹄、寒扭根炖猪蹄、红百鸟不宿烧猪脚、红百鸟不宿煮夹心肉、白马骨烧兔、鱼献子烧猪脚、臭梧桐根烧老鸡、山油麻肉汤、爆炒马齿苋、凉拌马齿苋、芥菜腌肉火锅、荠菜肉汤、荠菜蜜枣汤、南瓜饼、苦槠干烧猪脚、苦槠干炒肉片、腌山姜、生炒山姜、腌菊芋、素炒菊芋、菊芋粥。

4. 气血调和：根据饮食、行为起居以及四季气候等外界条件的变化调和人体的气血

气血旺盛，筋脉顺畅，生命活动正常，身体健康；若气血不足，筋脉不畅，人的身体就羸弱；若气血不调或气血衰弱，筋痉脉止，则生命运动就停止。畲医治病往往结合时辰，认为人体有 12 处气血调和往来，按照 12 时辰与 24 节气的变化，周而复始。若某一处受伤就会血脉不畅，导致内伤，常出现每天定时畏冷，甚至寒颤，但不发热，寒颤渐减后疲乏无力、失声、咳血、喘憋等。

在身体健康的状态下，注重气血调和，气血通畅，使得人体的状态更长久地保持平和的状态。气血调和与饮食、行为起居以及四季气候的寒热等外界条件的变化相关。

冬季寒冷时节毛孔皆呈封闭状态，体内之火由于伴火隆之煽动而具有

力量，如食物过少，则势必导致正精不足，故应增加食物，吃肉汤及油腻之食物。生活起居应保持温暖，适当进行温慰，曝日烤火。春季温暖时节由于冬季气候寒冷，津蓄于内，时至春天，阳光温煦，寒津融化，导致胃火衰退，津邪乘机猖獗，宜食用性轻粗糙之品，食后散步，用豆面等物擦搓全身，则有除津作用，宜在芳香之园林树荫下休息。夏季酷热时节剥夺人们之体力，宜食味甘性轻、油腻和寒凉之品，禁食咸、辛、酸等味，不宜曝晒，减少活动，并以凉水沐浴，饮以掺水之酒，穿着薄衣，居住凉室，常保芬芳之气味。秋季温热时节，因夏季之凉，至秋季温热时，人体受阳光曝晒，致使雨季蓄积之胆，将于秋季发作，为了防患未然，宜食甘、苦、涩味之品，室内喷洒清凉香水，宁静休息。

四、结语

畲医的六神学说，确立了六脏腑在人体生理功能中"神"的主宰地位，认为气、血、精是组成人体并完成机体各项活动的基本物质基础，是在六神的主宰化生下生成并发挥人体三十六骨节、七十二筋脉、十二条血路、二十八脉等各项功能作用。若六脏腑神魂失守，六神就不能发挥神的主宰功能，使身体各方面功能不相协调，气、血、精化生不足或运行、输布失常，机体的各项功能活动就会发生病理变化，可以根据正虚邪实的具体情况服用相应的药物或者药膳来调整气、血、精，以补虚为主，祛邪为辅，达到气血调和、六神安和的状态。

第四节 和胃除湿理论

脾胃为后天之本，和胃除湿理论是畲族人民生活中养生调护的重要理论之一，具有鲜明的民族特色。

一、畲族医药理论中的和胃除湿理论

《素问·太阴阳明论》云："脾脏者，常著胃土之精也，土者，生万物而法天地……脾与胃以膜相连耳，而能为之行其津液"，经文指明，中土之胃将水谷化生为精微物质，然必须由脾脏运行输布而能昭著于外，脾胃共主运化。《素问·经脉别论》云："食气入胃，散精于肝，淫气于精；食气入胃，浊气归心，淫精于脉……饮入于胃，游溢精气，上输于脾，脾气散精，上归于肺，通调水道，下输膀胱，水精四布，五经并行"，此段经文高度概括论述了脾胃运化水谷为精微物质之功。"食气入胃"中虽然未提及脾，实则说明中焦脾胃有共同运化水谷的功效，饮食物入于口，传于胃，化生为精微物质，然后经脾脏运行输布于各脏腑组织，脾胃共同运化水谷，化生精微而营养周身，脾胃可统而论之，两者共主水谷运化，非独脾也。同时，中医仍注意到脾胃为气血生化之源、气机升降之枢，是全身气机的重要部分，能影响周身气机之运转，脾胃升降调达，气运行才能正常，人体的各项生理功能得以正常维持。若脾胃失于健运，升降失司，内连五脏六腑，外涉四肢九窍，都会发生各种疾病。脾胃升降失常，是疾病发生的关键，即"内伤脾胃，百病由生"，从脾胃升降气机入手亦对其他脏腑病症具有改善作用，故中医格外重视脾胃功能是否失常。

在日常的生活过程中，往往会因饮食不当如过食肥甘厚腻之品，或因

久病不愈，加之生活环境多为地势高、湿气重之地及生活劳动强度的影响，耗损胃气，导致脾胃失和、运化失常，水湿内停，则腹胀、胃脘不适、大便不畅等，为改善这一症状，畲族人民往往会根据自身的药膳配伍经验，在和胃除湿的理论指导下，选择合适的药材与食材，按一定的比例调配药膳，如养胃草搭配猪肚具有清热祛湿、健脾养胃的功效，可用于尿痛水肿，纳差乏力者。

在畲族，那里的农民朋友就把天胡荽称作"养胃草"，畲族人的农民朋友会将新鲜的天胡荽洗净以后，塞到猪肚里，将其蒸熟以后，就可以直接切碎了吃，这样吃不仅好吃，而且还能够养胃，对胃部有好处。现代药理研究认为，天胡荽全草入药，具有清热利湿、解毒消肿等功效。现代研究表明，天胡荽含有挥发油、三萜皂苷、黄酮及其他酚类化合物，提取物具有抗乙肝病毒、抗肿瘤、免疫调节、抗菌等作用。

畲医常用的茯苓在《用药心法》记载：淡能利窍，甘以助阳，除湿之圣药也。味甘平补阳，益脾逐水，生津导气。现代药理研究认为，茯苓具有利尿、抗菌、抗肿瘤、降胃酸、护肝等作用。除此之外，作为药膳茯苓能提高机体的免疫力，具有镇静、降血糖的作用，若加上黑芝麻的滋阳强壮，药膳茯苓面堪称祛病疗疾、延年益寿的经验方。

畲医常用的黄精是常见的药食同源性中药材，药用历史悠久。黄精始载于《名医别录》，"黄精，味甘，平，无毒。主补中益气，除风湿，安五脏。久服轻身、延年、不饥。"《证类本草》中记载"日华子云：补五劳七伤，助筋骨，止饥，耐寒暑，益脾胃，润心肺。"《滇南本草》言其"补虚添精。"《本草纲目》亦言其"补诸虚，止寒热，填精髓。" 2020年版《中国药典》对黄精的描述为"性甘、味平；归脾、肺、肾经；具有补气养阴、健脾、润肺、益肾的功效。"现代研究表明，黄精主要含有多糖、皂苷、黄酮等化学成分，具有抗糖尿病、抗阿尔茨海默症、保护肾脏、保护心脏等药理作用。畲族代表药膳黄精炖鸡即有补肾利湿的功效，适宜肾亏腰膝酸软，脾虚乏力，胃口欠佳者食用。

二、畲族医药中运用和胃除湿理论、实践和案例

畲族医药是畲族人民在长期与疾病斗争的过程中不断积累宝贵经验的总结，积极利用当地丰富的草药资源防治疾病，在长期的生活中积累了许多运用和胃除湿理论治疗疾病的独特方法与单方验方。

畲医和胃除湿理论多体现在认为胃病多因内外受损而引起，内多因脾神受损，水精、谷精运化失常；外多因感受寒邪、热邪，或饮食所伤，或忧思郁怒等，致使脾胃功能失调，气机阻滞所致。畲医治疗胃病以理气和胃除湿为主，重视辨证，要分清虚实，辨别寒热。常用畲药有红百鸟不宿、山苍子根、五爪金龙、天胡荽、老鼠屎、山油皂、石吊兰、山胡椒、猢狲球、柳叶蜡梅、山楂、楤木、野艾蒿等。

畲族居住地区山峦起伏，气候温和，适宜于植物生长，草药漫山遍野丛生，资源十分丰富，采摘方便，用之有效，故畲族人民治病多用以植物药为主的天然药物，且鲜品居多，称青草药，"随手采来顺手医"是畲族人民常用的医病方法，且多用根类药。畲医认为鲜药、根药具有药汁纯厚、气味俱存的特点，能够保持药物的天然性能，草药越新鲜疗效就越好，一般超过百日则不用或很少使用。主要单方验方有山胡椒根 20g，红百鸟不宿根 15g，五爪金龙根 15g，山油皂根 12g，加猪夹心肉或猪爪煎汤，吃肉喝汤。本方有温胃散寒，行气止痛的作用，主治胃痛。

"以脏补脏、以脏治脏"是畲医用药的基本规律和治病经验。畲族民众历来重视食物的补益作用，治疗胃病常用以青草药配合肉类炖汤食或作药引，以增强疗效。常用治疗胃病的内脏肉食有猪肚、羊肚、鸡、猪夹心肉、

猪爪以及红糖、白糖、红酒等。这些动物脏器可与药物同煎煮，亦可单独煎煮后与药液合并内服。

畲族药膳是畲族医药的重要组成部分，"寓医于食"，药借食力，食助药威，二者相辅相成，食物吸收必然离不开脾胃的调和。畲族人民大多数集中在中亚热带湿润气候区，而且多为散居在远离城镇的山林间，受风雾暑湿的侵害较为严重，脾胃受损，胃失和降较为常见。为适应这地理、气候环境，和胃除湿理论应用广泛。

绝大部分药膳综合本理论，体现了脾胃是后天之本的重要性。

三、和胃除湿理论的组成部分

1. 脾胃为本：药膳以养护脾胃为基础

在阴阳学说中，脾为脏，胃为腑，属于表里关系。脾胃虽居于中焦，四时为长夏，四方兼顾，但其阴阳属性各不相同。脾属阴，具有不活跃、柔和、晦暗、抑制等属性；胃属阳，具有活跃、刚强、积极、兴奋等属性。在五行学说中，脾属于土，土爱稼穑，具有化生、运化、承载等作用。中医认为脾胃为后天之本，气血生化之源，并有"脾胃既伤，百病由生"之说。《内经·素问上古天真论》云"脾胃者，仓廪之官，五味出焉""五谷为养，五果为助，五畜为益，五菜为充。"消化系统的消化、吸收的功能可以阐述为"脾主运化水谷之物"及"胃主受纳和降和腐熟之水谷"。脾胃的功能完整对促进人体保持阴阳平衡，以及各脏腑之间的调节机能完善有着积极的意义。

药膳养生重视脾胃的生理特性，注重养护脾胃。"脾苦湿，急食苦以燥之"，"脾欲缓，急食甘以补之，用苦以泻之。"指出脾胃药膳养生，在选择药材时，要注重考虑脾和胃的生理特性。一方面，脾胃在调养时注重脾气升清，胃气通降；脾以阳动为主，故喜燥恶湿，胃以阴润为主，故喜润恶燥。脾为阳，阳为实证；胃属阴，阴为虚证。脾病大多是虚寒，而胃病则实热；另一方面注重治脾宜温补升燥，治胃宜滋润和降，寒热施以温清，虚实施以补泻。

2. 清热化湿：湿热状态或长夏之际善于运用清热化湿药膳

夏季天地之气相交，酷热当空，湿气上蒸，加之气温交叉变化，暑湿最易袭人。中医认为，湿为重浊之邪，暑为熏蒸之气，暑湿内袭人体，使脾胃运化受制，加之暑湿直接耗伤正气，困阻清阳气机，就会使人倦怠乏力、食欲减少、气短心悸、肢困头重、大便溏薄、低热绵绵、舌苔腻，民间称为"疰夏"。中医认为，"脾主长夏"，若采用中药入膳，可收健脾养胃、清热化湿之功。

针对湿热内蕴的脂肪肝、肥胖症见胁肋胀痛，口干且苦，尿黄，大便不调，或有黄疸，心烦易怒，舌苔黄腻，脉弦或滑数，施膳原则即清热化湿、降脂泻浊。可选用药膳验方大黄茶进行调理，即选用制大黄 2g，蜂蜜 10g，先将制大黄洗净晒干，研成粗末，放入杯中，用沸水冲泡，加盖焖 10 分钟，待温后兑入蜂蜜即可当茶饮用，当天饮完。

针对湿热内蕴的痛风，食疗原则即清热化湿、宣痹止痛。可选用药膳处方苍术薏苡仁粥，即选用原料苍术 (米泔浸炒)12g、川牛膝 15g、薏苡仁 90g，将以上全部原料洗净，放进瓦锅内，加清水适量，文火煮 2～3h 成粥，即可食用，每日 1 次，随量食用。

3. 理气和胃：保护脾胃功能，注重理气，以通为用

《灵枢·决气》所云"中焦受气取汁，变化而赤，是谓血"，亦如《灵

枢·营卫生会》指出"中焦亦并胃中，出上焦之后，其所受气者，泌糟粕，蒸精液，化其精微，上注于肺脉，乃化为血"。因此，脾胃为后天之本，气血化生之源，人体的动力之源。人体的一切生命活动均需要气的推动，气的生成依赖是脾胃升降功能的强健，脾气生发，胃气下降，元气才能充沛，机体才能生机蓬勃。如若饮食、劳倦、外邪或其他原因损伤脾胃，则脾胃功能受损，脾气不升，胃气不降，不能运化水谷精微，则气血化生无源，元气不能充盈，五脏六腑、四肢百骸得不到营养，不能激发其功能，日久则虚，百病皆由此生。因此当重调脾胃，时刻护之，注重理气和胃，以通为用，脾胃功能正常，既能使气血生化有源，又能协调其他脏腑的气机升降。

脾开窍于口，脾胃发病大多有饮食所致，饮食即是养我者也，亦是害我者也，"盖气味之正者，谷食之属也，所以养人之正气。"合理科学的饮食，对脾胃发病与否，对维持人体健康的重要性有着密切相关的因素。"损其脾者，调其饮食，适其寒温"脾胃损伤之人，在饮食调养方面更应注意吃的食物寒温适宜，避免进食太热太寒的食物和因食之过快而致胃的损伤；在食材选择方面，应尽可能地选用应季节性的食材；在饮食质和量的方面，注重因人制宜，饥饱适宜，切勿暴饮暴食损伤脾胃的正常运化受纳功能，如选择一些易食性甘温，具有健脾补气、温肠胃祛寒作用的食物；"至于五味，嗜而欲食之，必自裁制，勿使过焉，过则伤其正也。"饮食五味亦不宜有所偏好，应遵循五味搭配的原则，避免饮食大咸、大辛；在饮酒方面，提倡适量，"酒有大热，损耗元气"强调酒不可过烈与过量，从而达到防治疾病和保健强身的作用。此外，饮食应定时，避免过饥不食，元气亏损，脾胃水谷纳运相失得。

4. 芳香醒脾：脾胃功能欠佳时，运用芳香类食物

脾主运化，胃主受纳。脾气以升为贵，胃气以降为和。脾胃之病多为脾失健运、胃失和降，常见厌食、泄泻、积滞、呕吐等症。脾喜燥而恶湿，脾病多以湿邪为患，针对此情况，宜用芳香醒脾之法。

"醒脾"一词最早见于唐代孙思邈："黑豆少食开胃醒脾，多食损脾。"在《中医大辞典》中说："醒脾就是用芳香化湿健脾药物，祛除湿邪，健运脾气，以治疗脾为湿困，运化无力的病证。"脾脏体阴用阳，主运化升清，喜燥而恶湿。《医学求是》云："脾燥则升"，脾气升运的重要条件之一就是脾不被痰饮水积湿所困，或外湿侵入困遏脾气，或脾气虚衰，致运化水液的功能障碍，则痰饮水湿积内生，且又反过来困遏脾气，致脾气不得上升。因此，当脾胃功能欠佳时，注意运用芳香类食物醒脾调理，以针对脾为湿困、运化无力的情况，利于祛除病理因素，可杜绝病理因素再生之源，尤其对儿童和老年人有很大作用。

《育婴家秘》有云："小儿之病，伤食最多。"小儿脾常不足，且智识未开，乳食不知自制，饥饱无度。若哺喂不当，或过食肥甘，滥食滋养，或父母过爱，乳食无度，则"宿食不消而成疾矣（《医宗金鉴·幼科心法要诀》）"。先天不足的小儿元气不足，脾胃薄弱，往往初生便不欲饮乳；若后天失于调养，则脾胃愈虚，难以喂养。小儿脾有不足，更易为内外湿邪阻遏，成脾困不苏之态。芳香之品辛开苦降，芳香行散，可化湿燥脾，开胃行滞。故调理以芳香醒脾之法，遣馨香芳品，醒脾化湿，开胃和中，复脾胃运纳升降之态。脾醒胃安，健运如常，湿浊得化，气机调畅，则胃纳自开，水谷能食。

四、结语

脾胃为养生之本，饮食不节先损胃，胃受纳降和能力下降致使脾倦；五志劳逸六淫过及，脾胃阴阳升降失调，气血不和，致使脏腑经络不畅。脾胃为元气之本、气血生化之源。人之有身，全赖气血，脾胃无所伤，则元气无损，脏腑得以滋养。所以，脾胃为后天之本，养生应注重调理脾胃，做到治未病之效。

和胃除湿理论正是基于脾胃为本，通过清热化湿、理气和胃、芳香醒脾的调理方法，顺应脾胃的生理特性，根据不同的情况采取不同的调理措施，使得脾胃功能正常完整，对促进人体保持阴阳平衡，以及各脏腑之间的调节机能完善都有着积极的意义。

第三章 十大畲族药膳

第一节 薄壳田螺

1. 制作方法

用含有食盐或香油的清水浸泡英川田螺 8 小时以上，洗净沙石等杂物。田螺先用大火煮 10 分钟后捞出，汤汁另盛备用，另起锅放入油，油热后加入姜、蒜、辣椒爆熟，倒入田螺翻炒，加入适当的紫苏叶、料酒（或酒糟）去腥，盐、酱油调味，大火翻炒两分钟，加入备用汤汁、大蒜叶，改小火，汤水煮沸即可。

2. 养生功效

田螺肉味甘、性寒，具有清热、利尿通淋、解酒毒、止吐等功效。《本草易读》记载"泻热利湿，止渴醒酒"。

薄壳田螺与苏叶、酒等烹煮后具有祛风除湿，滋阴壮阳的功效，适用于关节疼痛、皮肤瘙痒、神疲乏力者。但因其生长于寒水中，为性寒之物，脾胃虚寒者不宜多吃。

第二节　凤鸟腾飞

1. 制作方法

畲族人称大公鸡为凤鸟，选1500g左右的畲乡凤鸟，杀剖洗净后备用。将鲜品黄精洗净，用温水浸泡30分钟。凤鸟、鲜品黄精倒入大漂罐，加入葱、姜、盐、料酒调味，文火炖煮至鸡肉软烂即可。

2. 养生功效

《神农本草经》记载"丹雄鸡：甘、微温。"入脾胃经，具有温中益气、补精填髓的功效。黄精味甘、性平，具有益气养阴、健脾润肺益肾的功效。

凤鸟腾飞具有补气养阴、补肾健脾、强壮筋骨的功效，适用于腰膝酸软、气少乏力、口干食少者。但《医林纂要》记载"肥腻壅滞，有外邪者皆忌食之"，故实证、邪毒未清者均不宜食用鸡肉；不宜多食鸡肉，《随息居饮食谱》记载"多食生热动风"。

第三节　香勾猪蹄

1. 制作方法

用火烧掉猪毛，放入水中洗刷，去掉焦黑的表层，在猪脚关节处切开，过沸水去浮油，炒干水分。小香勾洗净，与鸡蛋同煮，留汤备用。另起锅加油，油热后加入姜、蒜、干辣椒、香叶、桂皮、八角、酱油、盐调味料，倒入香勾鸡蛋汤水共煮，武火烧沸后改用文火慢炖2小时即可。

2. 养生功效

猪蹄性平，味甘咸，入胃经，具有补血、通乳托疮的功效，《随息居饮食谱》记载"填肾精而健腰脚，滋胃液以滑皮肤，长肌肉可愈漏疡，助血脉能充乳汁，较肉尤补。"小香勾具有健胃消食、祛风除湿的功效，可治疗消化不良、腹泻等疾病。

香勾猪蹄具有健脾祛湿，活血润肤的功效，适用于脾胃欠佳、皮肤色斑、关节疼痛或月经不调者。但痰湿体质的高脂血症者不宜食用。

第四节 憨驴菜烧土豆

1. 制作方法

新鲜的憨驴菜清水洗净，沥干水分备用；土豆去皮洗净，切块备用。烧锅倒油，油热后下入土豆翻炒，炒至土豆块呈金黄色，倒入适量清水漫过土豆，倒入憨驴菜，加入盐、冰糖配料，用小火慢煮半小时，煮到土豆软烂，大火收汁，加上点鸡精、芝麻即可。

2. 养生功效

憨驴菜性味苦寒，具有清热解毒、解表透疹的功效。用于咽喉肿痛，麻疹，荨麻疹。马铃薯原名阳芋，味甘性平具有健中和胃、解毒消肿的功效。

憨驴菜烧土豆具有清热解毒、解毒消肿、健胃和中的功效，适用于流行性感冒，咽喉肿痛，脾胃不适者。但憨驴菜性味苦寒，过多食用易引起恶心、呕吐等不适，故脾胃虚寒者不宜食用，体内有热者亦不宜食用。

第五节　麻叶粿

1. 制作方法

去苎麻叶的细梗、洗净，过沸水去除涩味，用凉水冷却备用。将煮熟的苎麻叶放入石臼加入少许水捣成泥。用糯米粉、粳米粉、白糖以及苎麻泥，加温水揉成粉团，加入猪油放置10分钟后捏成扁圆小团，塑成饼状。热锅烧油，油热后加入麻叶粿饼，煎至外皮金黄即可。

2. 养生功效

苎麻叶性味甘、微苦、性寒，具有凉血止血、散瘀消肿、解毒的功效，《中药大辞典》记载能治咯血、血淋、尿血等疾病。糯米性味甘温，具有益气健脾的功效。

麻叶粿具有清热利尿、凉血安胎、清热解毒的功效，适用于尿频尿急尿血、血热胎动者。但苎麻叶性寒，糯米性黏滞难以消化，《本草经疏》记载"病人胃弱泄泻者勿服，诸病不由血热者亦不宜用。"故脾胃虚弱者不宜食用。

第六节　养胃肚片

1. 制作方法

鲜品养胃草清水洗净备用，猪肚清水洗净用水余一下，把洗净的养胃草塞进猪肚，填至四分之三即可，用线缝紧猪肚口，放入锅里水煮，加姜、料酒、盐，煮熟捞出，剪开缝线，取出养胃草，猪肚切片。蘸水由煮熟养胃草末、鱼腥草末、小米椒、盐、醋和煮猪肚的原汤组成。

2. 养生功效

猪肚性味甘温，具有补虚健脾的功效，适用于脾胃湿热合并气血亏虚者食用。养胃草性味寒苦辛，具有清热利尿、消肿解毒的功效，可治疗黄疸、痢疾、淋病、小便不利、咽喉肿痛等疾病。

养胃肚片适用于湿热下注或脾胃湿热者。但脾胃虚寒者应慎用或不用鲜品。

第七节　千峡鱼头

1. 制作方法

取千峡湖 1.5 千克以上的鳙鱼头，清水洗净备用。小香勾洗净，与鸡蛋同煮，留汤备用。取适量的农家豆腐切成片，起锅烧油，油热后入姜片，下鱼头中火煎至鱼头两面金黄，加入豆腐、苏叶、姜、葱、料酒、红柿子椒、香菜、盐，再倒入香勾鸡蛋汤水浸没鱼头，大火烧煮 5 分钟，转用文火慢炖 1 小时，即可。

2. 养生功效

鳙鱼头性味甘温，具有利尿消肿，补气健脾散寒的功效，《本草求原》记载鱼头"暖胃，能去头眩，益脑髓，老人痰喘宜之"，豆腐性味甘凉，具有益气和中，生津润燥，清热解毒的功效。小香勾具有健胃消食、祛风除湿的功效，可治疗消化不良、腹泻等疾病。

千峡鱼头适用于体虚乏力、水肿尿少、脾胃欠佳者。但痰湿体质的高脂血症者不宜食用。

第八节　山上豆腐

1. 制作方法

鲜品的豆腐柴树嫩叶清水洗净，用细纱布包住洗净的嫩叶，沸水浸烫至柴叶熟化后揉搓，搓出叶片内的汁液，将豆杆灰或草木灰纱包，作为凝固剂缓缓加入浆汁中，搅拌均匀，静置半小时以上，待汁液完全凝固即得山上豆腐，其可炒可汤可凉拌，做法多样。

2. 养生功效

豆腐柴性味微辛凉，具清热解毒、消肿止血的功效，其根、茎、叶均可入药。叶富含果胶，故可制豆腐。《中药大辞典》记载豆腐柴治疟疾、泻痢、痈、疔、肿毒和创伤出血等疾病。

山上豆腐具有益气和中、生津润燥的功效，适用于皮肤瘙痒、口干咽燥和各类容易上火者。但豆腐柴叶性苦寒，脾胃虚弱者不宜过多食用。

第九节　畲乡鹅汗

1. 制作方法

选取一只2500~4000g畲乡家养大鹅，褪毛洗净并去除内脏，加姜、盐、料酒腌制入味备用。洗净小香勾叶、白鸟不歇树叶、鸭脚木叶，作熏蒸食材备用，其树枝制成干柴。柴火大灶烧旺后，锅内坐水，取容器将大鹅架空放置其上，盖上锅盖焖蒸 1 小时以上即可。

2. 养生功效

鹅肉性味甘平，具有益气补虚、和胃止渴的功效，《随息居饮食谱》"补虚益气，暖胃生津。"能治虚劳、消渴。小香勾具有健脾利湿，和胃消积的功效，用小香勾蒸煮鹅有异香，可去油腻且味极鲜美。

畲乡鹅汗具有健脾和胃、生津止渴的功效，适用于脾胃欠佳、口干心烦、体虚羸弱者。但湿热内蕴者不宜食用。

第十节　鼠曲草饼

1. 制作方法

鲜品鼠曲草洗净，过沸水去除涩味，用凉水冷却备用。将煮熟的鼠曲草放入石臼加入少许水捣成泥。用 7 : 3 的糯米粉、粘米粉及白糖以及鼠曲草泥，加温水揉成粉团，加入猪油放置 10 分钟后，包入芝麻馅或雪菜笋干等，移至笼小火蒸熟即可。

2. 养生功效

鼠曲草味甘平，无毒，具有化痰止咳、祛风湿寒的功效，可治疗咳嗽痰多，气喘，感冒风寒等疾病。糯米性味甘温，具有益气健脾的功效。

鼠曲草饼适合咳嗽咽痒、关节疼痛者。但糯米性黏滞，难以消化，多食可助湿生痰，损伤脾胃，故脾虚寒者和小儿不宜多吃。

中篇

畲族药膳实践

第四章　畲族药食同源中药

第一节　补气类

一、参薯

畲药名：白苕、萁。

药　性：甘、微涩，平。

功效主治：益肺滋肾，健脾止泻，解毒敛疮。

（1）主治脾虚之泄泻。

（2）主治肾虚之遗精，白浊带下，小便频数，虚劳咳嗽。

（3）主治疮疡溃烂，水火烫伤。

用法用量：内服：煎汤，9～15g；或入丸、散。外用：适量，研末敷。

使用注意：新鲜块茎有毒，可致麻醉，煮或炒熟后即无毒，可供食用。

实践举例：研末治烫火伤及面部烂疮。（《南宁市药物志》）

参薯如图4-1所示。

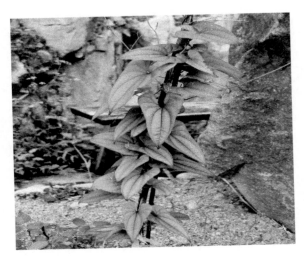

(a)

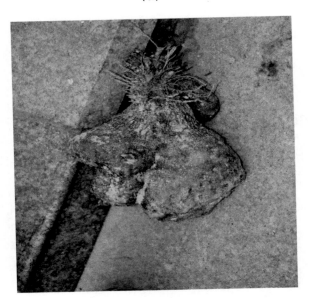

(b)

图4-1　参薯

二、乌饭树

畲药名：乌饭奴、糯饭柴。

药　性：甘、酸，温。

功效主治：益气固精，强筋止痛，散瘀消肿。

（1）主治肝肾不足之腰膝酸软、须发早白、耳鸣、遗精、滑精、带下不止。

（2）主治气滞血瘀之关节疼痛。

用法用量：内服，煎汤，6～15g；适量，捣烂浸米蒸服；熬膏；外用：适量，捣烂水煎外洗。

使用注意：有湿热、泄泻者不宜。

实践举例：治疗牙痛，鲜根9～15g，捣烂炖鸡蛋吃。（《全国中草药汇编》）

乌饭树如图4-2所示。

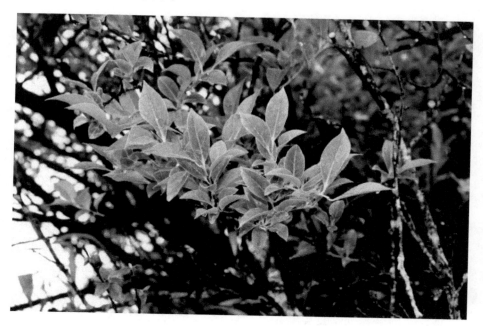

（a）

图4-2

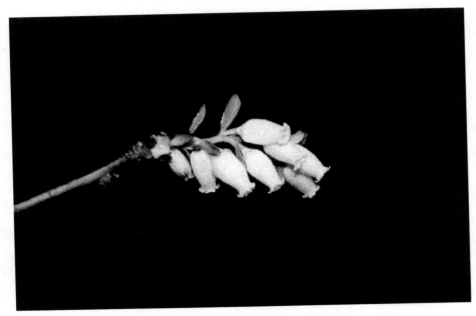

(b)

图4-2　乌饭树

第二节　养血类

一、何首乌

畲药名：首乌、乌发药。

药　性：苦、甘、涩，微温。

功能主治：养血滋阴、润肠通便、截疟、祛风、解毒。

（1）主治血虚之头昏目眩、心悸、失眠。

（2）主治肝肾阴虚之腰膝酸软、须发早白、耳鸣、遗精、风疹瘙痒、疮痈、瘰疬、痔疮。

（3）主治血虚阴虚之肠燥便秘。

用法用量：内服，煎汤，3~6g；熬膏、浸酒或入丸、散。外用：适量，煎水洗、研末撒或调涂。

使用注意：大便清泄及有湿痰者不宜。

实践举例：治自汗不止，何首乌末，水调，封脐中。（《濒湖集简方》）

何首乌如图4-3所示。

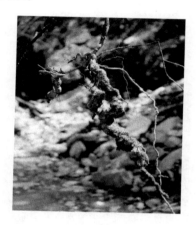

图4-3　何首乌

二、黄花菜

畲药名：金针根、金针菜、野黄花菜。

药　　性：平，甘。

功效主治：散瘀消肿，祛风止痛，生肌疗疮。

（1）主治血热生风之头晕、心悸、眩晕、耳鸣。

（2）主治肝气郁结之胸闷心烦。

（3）主治湿热之水肿、乳痈、便血。

用法用量：内服，煎汤，9~15g；或炖肉。外用，捣敷。

使用注意：体质寒凉者不宜。

实践举例：治腰痛、耳鸣、乳汁偏少，黄花菜根蒸肉饼或煮猪腰吃。（《昆明民间常用草药》）

黄花菜如图4-4所示。

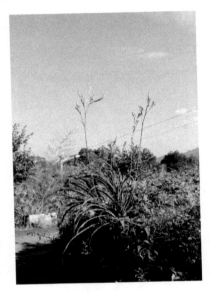

(a)

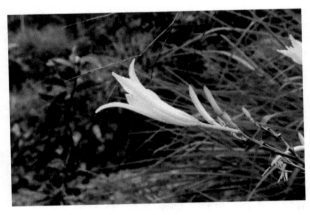

(b)

图4-4　黄花菜

第三节　滋阴类

一、茭

畲药名：茭白、茭笋。

药　性：甘，微寒。

功效主治：生津止渴、通利二便；去烦热，止渴，除目黄，利大小便，止热痢，解酒毒。

（1）主治湿热内蕴之面赤、目赤、疮疡。

（2）主治肝脾气虚之二便不利。

用法用量：内服，煎汤，15～30g；外用，适量，捣敷。

使用注意：脾胃虚冷、泄泻者及精滑便泻者不宜。

实践举例：催乳，茭白25～50g，通草9g。猪脚煮食。（《湖南药物志》）

茭如图4-5所示。

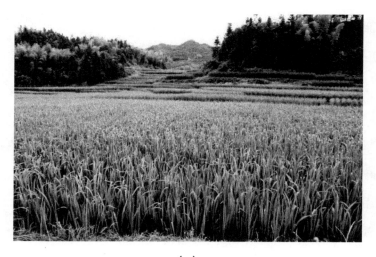

（a）

图4-5

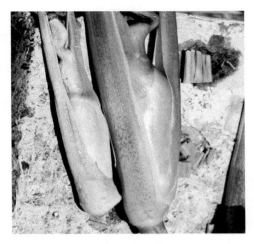

（b）

图4-5　菰

二、百合

畲药名：百合花头、百合。

药　性：甘、微苦，微寒。

功能主治：养阴润肺，清心安神。

（1）主治阴虚之久咳，痰中带血或痈肿、浮肿。

（2）主治热病后期余热未清。

（3）主治情志不遂之虚烦惊悸、失眠多梦、精神恍惚。

用法用量：内服：煎汤，6～12g；或入丸、散；亦可蒸食、煮粥。外用：适量，捣敷。

使用注意：风寒痰嗽，中寒便滑者忌服。

实践举例：治肺病吐血，新百合捣汁，和水饮之，亦可煮食。（《卫生易简方》）

百合如图4-6所示。

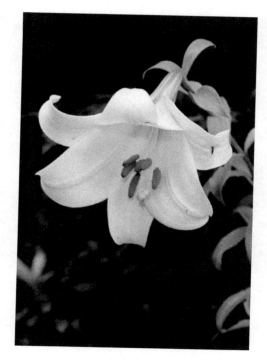

（a）

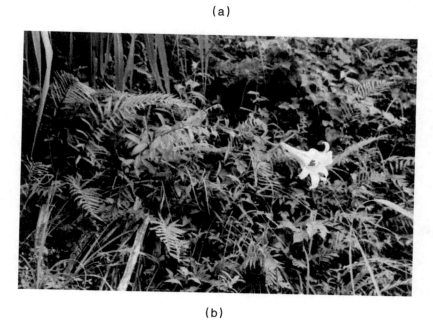

（b）

图4-6

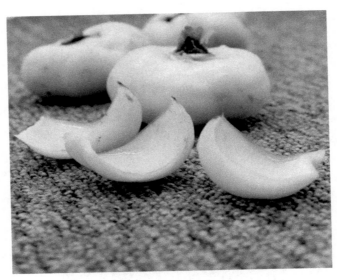

（c）

图4-6　百合

三、多花黄精

畲药名：黄精、千年运、山姜。

药　性：甘，平。

功能主治：补中益气，养阴润肺，益肾填精。

（1）主治脾胃虚弱之体倦乏力，口干食少。

（2）主治肺阴虚之燥咳、咳血，低热，消渴。

（3）主治肾阴虚之腰膝酸软，阳痿遗精，须发早白，风湿疼痛，皮肤瘙痒。

用法用量：内服：煎汤，9～15g；熬膏或入丸、散。外用：煎水洗。

使用注意：中寒泄泻，痰湿痞满气滞者忌服。

实践举例：补精气，枸杞子（冬采者佳），黄精等分。为细末，二味相和，

捣成块，捏作饼子，干复捣为末，炼蜜为丸，如梧桐子大。每服五十丸，空心温水送下。（《奇效良方》）

多花黄精如图4-7所示。

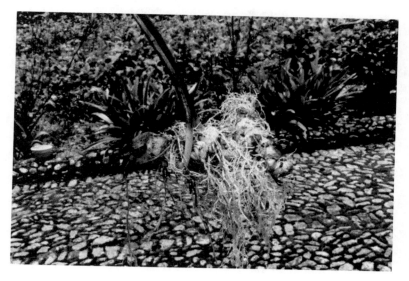

（a）

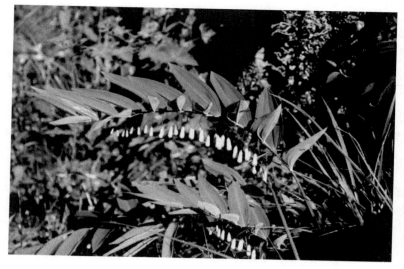

（b）

图4-7

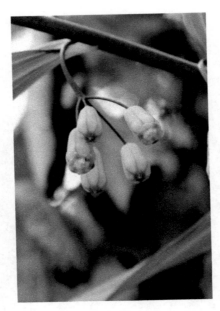

(c)

图4-7 多花黄精

第四节 理气类

一、银杏

畲药名：银杏。

药 性：甘、苦、涩，平，有毒。

功能主治：敛肺气，定喘嗽，止带浊，缩小便。

(1) 主治肺气虚之哮喘痰嗽。

(2) 主治肾气亏虚之带下白浊，遗精，淋病，小便频数。

用法用量：内服：煎汤，4.5～9g；捣汁或入丸、散。外用：捣敷。

使用注意：一般均可食用，有实邪者忌服。生食或炒食过量可致中毒，小儿误服中毒尤为常见。

实践举例：治梦遗，银杏三粒，酒煮食，连食四至五日。(《湖南药物志》)

银杏如图 4-8 所示。

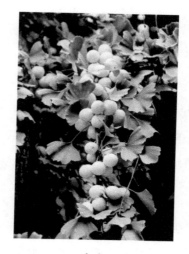

(a)

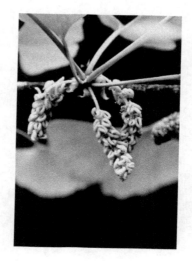

(b)

图 4-8　银杏

二、条叶榕

畲药名：小香勾、细叶牛奶绳。

药　性：甘、辛，微温。

功能主治：健脾祛湿、行气消积。

(1) 主治脾胃虚寒之腹泻等。

(2) 主治脾胃气滞之消化不良、小儿疳积、疝气。

用法用量：30～50g，水煎服；孕妇慎服。

使用注意：食用时条叶榕用量较大。

实践举例：治痛风性关节炎，条叶榕的水提液和醇提液涂抹于炎症部位。(《湘蓝考》)

条叶榕如图4-9所示。

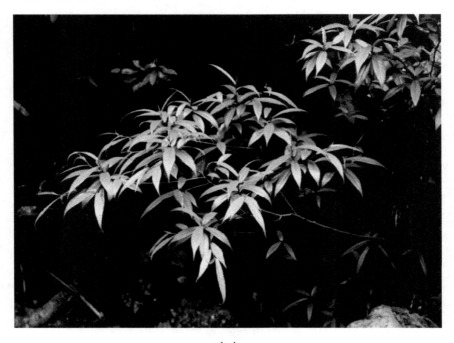

(a)

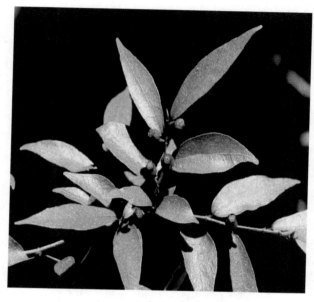

（b）

图4-9　条叶榕

三、山鸡椒

畲药名：山苍籽、山昌籽。

药　性：辛、微苦，温。

功能主治：祛风散寒，理气止痛。

（1）根，主治胃寒或寒湿之呕逆，脘腹冷痛，寒疝腹痛，小便浑浊不利。

（2）叶，外用治痈疖肿痛，乳腺炎，虫蛇咬伤，预防蚊虫叮咬。

（3）籽，主治风寒之感冒头痛，消化不良，胃痛。

用法用量：山苍籽根15～30g，水煎服；籽：3～9g叶外用适量，鲜叶捣烂敷患处。

使用注意：阴虚血分有热，发热咳嗽者禁用。

实践举例：治无名肿毒，山鸡椒鲜果实适量，捣烂外敷。（《浙江民间常

用草药》）

山鸡椒如图4-10所示。

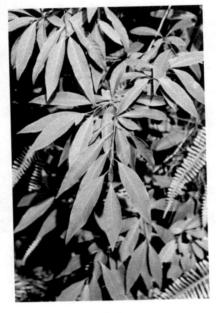

（a）

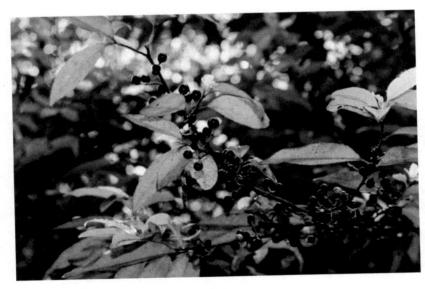

（b）

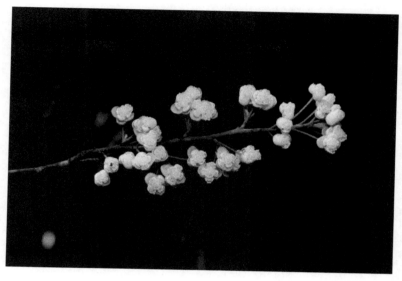

（c）

图4-10　山鸡椒

四、芥菜

畲药名：芥菜。

药　性：辛、甘，温。

功能主治：宣肺豁痰，温中利气。

（1）主治寒饮内盛之咳嗽痰滞。

（2）主治寒气阻滞之胸膈满闷。

用法用量：内服：煎汤，12～15g；或用鲜品捣汁。外用治漆疮瘙痒：适量，煎水熏洗或烧存性研末撒。

使用注意：凡疮疡、目疾、痔疮、便血及平素热盛之患者忌食。

实践举例：治漆疮瘙痒，芥菜煎汤洗之。（《千金方》）

芥菜如图4-11所示。

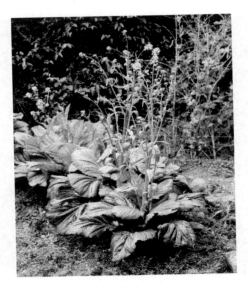

(a)

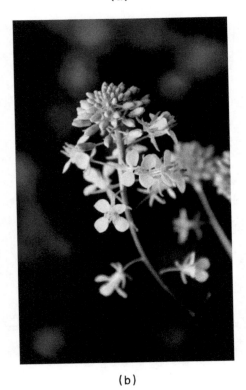

(b)

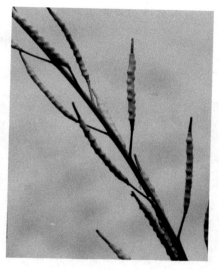

(c)

图4-11　芥菜

五、蘘荷

畲药名：野生姜。

药　　性：辛，温。

功能主治：温中理气，祛风利湿，止咳平喘。

（1）主治胃寒之脘腹冷痛，呃逆呕吐。

（2）主治风湿之湿疹湿疮，皮肤瘙痒。

（3）主治寒邪外袭之感冒咳嗽、哮喘，胸闷胸痛，月经病，带下病，遗尿，腰腿痛。

（4）主治跌打损伤。

用法用量：内服：煎汤，15～30g；研末或鲜者捣汁。外用：捣汁含漱、点眼或捣敷。

使用注意：忌铁。

　　实践举例：治喉口中及舌生疮烂，酒渍襄荷根半日，含漱其汁。(《肘后方》)

　　襄荷如图 4-12 所示。

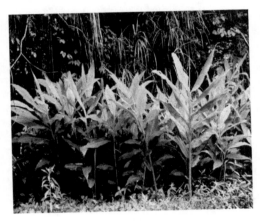

（a）

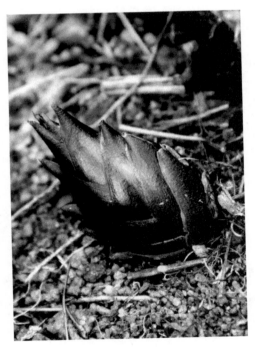

（b）

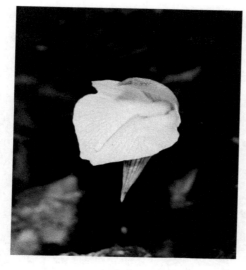

（c）

图4-12　襄荷

第五节　活血类

一、牛膝

畲药名：白鸡骨草。

药　　性：苦、甘、酸，平。

功能主治：补肝肾，强筋骨，逐瘀通经，引血下行。

（1）主治肝肾亏虚之腰膝酸痛，筋骨无力，小便不利，眩晕。

（2）主治血瘀之经闭癥瘕，产后血瘀腹痛。

用法用量：内服：煎汤，5～12g；浸酒、熬膏或入丸、散。外用：捣敷。

使用注意：凡中气下陷，脾虚泄泻，下元不固，梦遗失精，月经过多，及孕妇均忌服。

实践举例：治口中及舌生疮，牛膝酒渍含漱之，无酒者空含亦佳。（《肘后方》）

牛膝如图4-13所示。

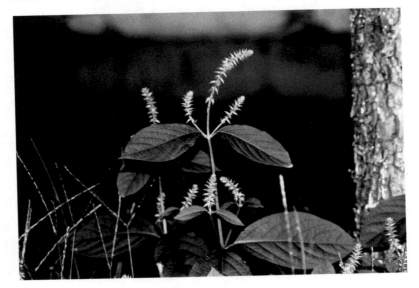

(a)

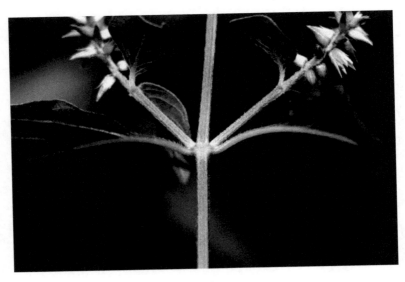

(b)

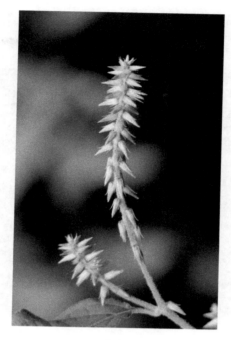

(c)

图4-13　牛膝

二、蕨

畲药名：蕨丝。

药　性：甘，寒。

功能主治：清热利湿，消肿，安神。

(1)主治湿热之发热，痢疾，湿热黄疸，关节炎，白带，痔疮，脱肛。

(2)主治气滞血瘀之高血压病，头昏失眠。

(3)主治跌打损伤。

用法用量：内服：煎汤，9～15g。外用：适量，捣敷；或研末撒。

使用注意：本品性寒，不宜生食、多食、久食。

实践举例：治肠风热毒，蕨菜花焙为末，每服6g，米饮下。(《圣惠方》)

蕨如图4-14所示。

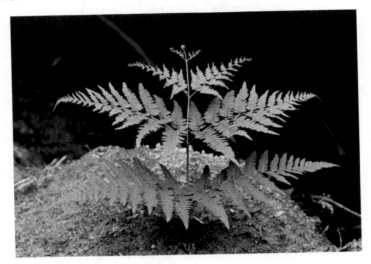

(a)

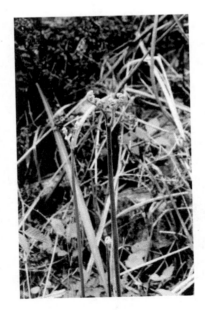

(b)

图4-14　蕨

三、高粱泡

畲药名：寒扭、冬泡。

药　性：甘、苦，平。

功能主治：活血调经，消肿解毒。

（1）主治血瘀之产后腹痛，血崩，产褥热，痛经，关节痛，偏瘫。

（2）叶，外用主治创伤出血。

用法用量：25～100g；叶外用适量，捣烂敷患处。

使用注意：虚寒证慎服。

实践举例：治外伤出血，高粱泡鲜时适量，捣烂外敷。（《江西草药》）

高粱泡如图4-15所示。

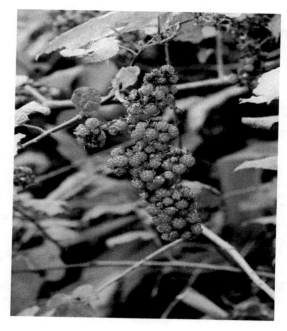

（a）

图4-15

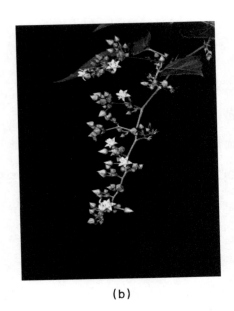

(b)

图4-15　高粱泡

四、棘茎楤木

畲药名：红百鸟不宿、红老虎吊、红楤头刺。

药　　性：微苦、辛，温，有小毒，性平。

功能主治：行气活血，祛风除湿，消肿解毒。

(1) 主治风湿外袭之风湿痹痛。

(2) 主治湿阻之胃脘胀痛，疝气，崩漏，痛疽。

(3) 主治骨髓炎，蛇咬伤，跌打肿痛，骨折。

用法用量：红百鸟不宿(除去外皮)10～15g，单用60g，水煎服，或泡酒。

外用：适量，捣敷。

使用注意：孕妇慎服。

实践举例：治崩漏，红梅木根、胡颓子根、大蓟根各100～200g。加猪夹心肉煮服。(《浙江民间常用草药》)

棘茎楤木如图4-16所示。

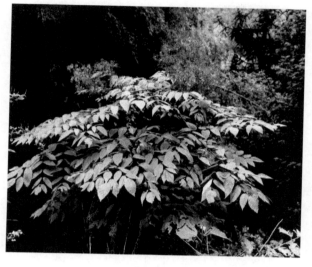

(a)

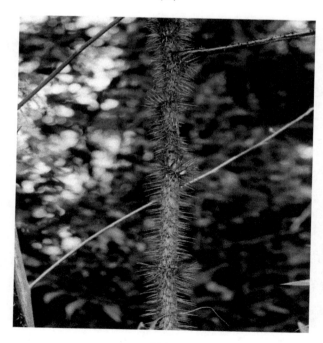

(b)

图4-16

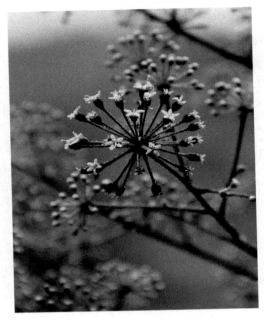

（c）

图 4-16　棘茎楤木

五、华东魔芋

畲药名：腥菜、蛇公卵。

药　性：温、辛，有毒。

功能主治：化痰散积，行瘀消肿。

（1）主治气血凝滞之痈肿风毒，跌打损伤，丹毒，烫火伤。

（2）主治肝郁气滞之陈积，癥聚，久疟。

（3）主治肺寒之痰嗽。

（4）主治肾气不足之水肿、经闭。

用法用量：内服：熬汤，9～15g（须久煎 2 小时，取汁服）。外用：醋磨涂或煮熟捣敷。

使用注意：切勿误食药渣，以免中毒。

实践举例：捣碎以灰汁煮成饼，五味调和为茹食，主消渴。（《开宝本草》）

华东魔芋如图4-17所示。

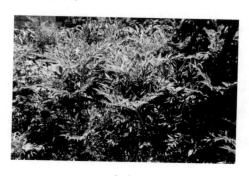

（a）

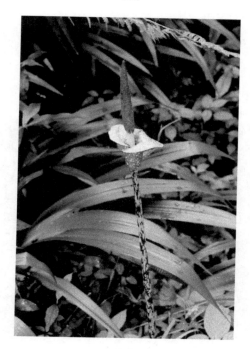

（b）

图4-17 华东魔芋

六、柳叶牛膝

畲药名：红鸡骨草、鸡脚草

药　性：苦、酸，平。

功能主治：活血散瘀，祛湿利尿，清热解毒。

(1) 主治湿热下注之淋病，尿血，水肿，脚气，痢疾。

(2) 主治气滞血瘀之经闭，积聚，关节痛。

(3) 主治外伤致瘀之痈肿，跌打损伤。

用法用量：内服：煎汤，9～15g（鲜者50～100g）。外用：捣敷，捣汁滴耳或研末吹喉。

使用注意：孕妇忌用。

实践举例：治男妇诸淋，小便不通，土牛膝连叶，以酒煎服数次。血淋尤验。（《岭南采药录》）

柳叶牛膝如图4-18所示。

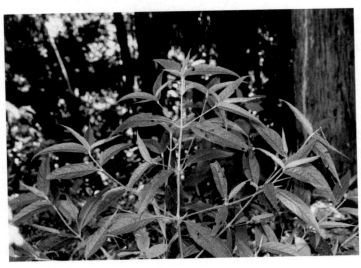

(a)

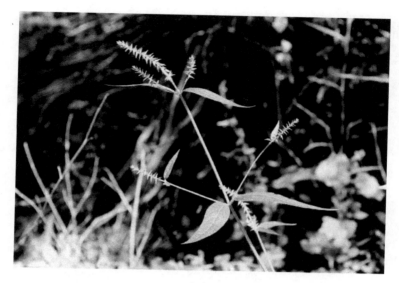

(b)

图4-18 柳叶牛膝

第六节 化痰类

一、萛芝

畲药名：山荔枝

药 性：微苦，平。

功能主治：止咳化痰，祛风利湿，散瘀止痛。

(1)主治湿热内蕴之痰多咳喘，劳伤咳血，关节疼痛，黄疸，疔疮。

(2)主治气滞血瘀之肿胀，经闭。

(3)主治外伤致瘀之痈肿，跌打损伤。

用法用量：内服：煎汤，6～12g(鲜者50～100g)；或浸酒。外用：捣敷。

使用注意：孕妇忌用。

实践举例：治小儿心热、重舌、鹅口，柘根（锉）5L。以水5L，煮取2L，去滓更煎，取五合。细细敷之，数数为之。（《千金方》）

莨芝如图4-19所示。

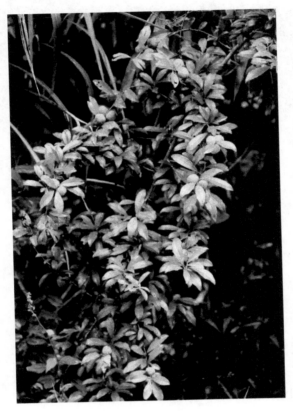

图4-19 莨芝

二、鼠麴草

畲药名：小白蓬、白狗娜、棉蓬

药　性：甘，平。

功能主治：化痰止咳，祛风除湿，解毒，降血压。

（1）主治风寒湿邪外袭之咳喘痰多，寒喘，风湿痹痛，水肿。

（2）主治湿热内蕴之脘腹胀满，泄泻，蚕豆病，痈肿疔疮，赤白带下。

（3）主治高血压。

用法用量：内服：煎汤，6～15g；或研末；或浸酒。外用：适量，煎水洗；或捣敷。

使用注意：少用。款冬花为使。过食损目。

实践举例：治一切劳伤咳嗽，壅滞胸腹痞满，雄黄、佛耳草、鹅管石、款冬花各等分。上为末，每服用药3g，安在炉子上焚着，以开口吸烟在喉中。（《宣明论方》）

鼠麹草如图4-20所示。

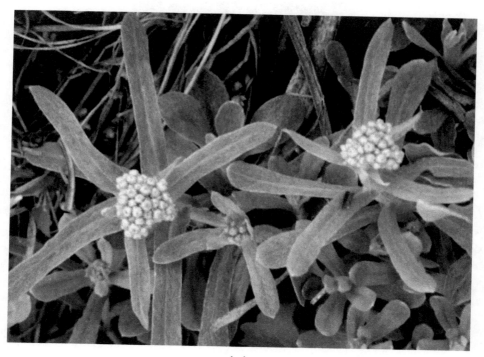

（a）

图4-20

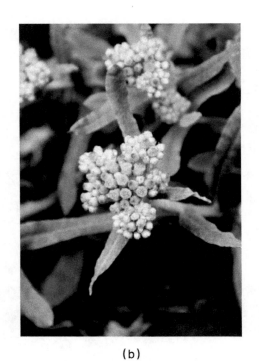

(b)

图4-20 鼠麴草

第七节 祛邪类

一、蕺菜

畲药名：鱼腥草、臭节、臭盏儿。

药　　性：辛，寒。

功能主治：清热解毒，消痈排脓，利尿通淋。

（1）主治湿热内蕴之肺痈吐脓，痰热喘咳，热痢热淋，湿疹。

（2）主治热毒壅滞之痈肿疮毒。

（3）主治湿热之痔疮脱肛，疟疾。

用法用量：内服：煎汤，15~25g，不宜久煎；或鲜品捣汁，用量加倍。外用：适量，捣敷或煎汤熏洗。

使用注意：虚寒症及阴性外疡忌服；不宜多食，多食令人气喘；不宜久食，久食发虚弱，损阳气，消精髓。

实践举例：治肺痈，蕺，捣汁，入年久芥菜卤饮之。(《本草经疏》)

蕺菜如图4-21所示。

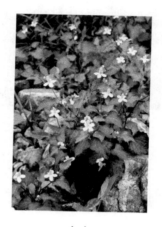

(a)

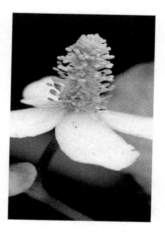

(b)

图4-21

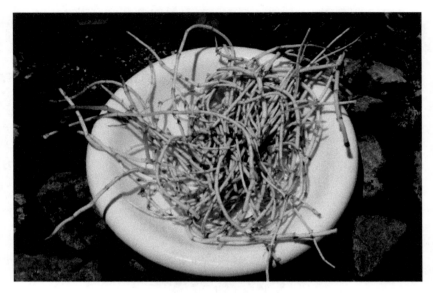

(c)

图4-21 截菜

二、白花败酱（攀倒甑）

畲药名：苦益菜、苦斋。

药　性：辛、苦，微寒。

功能主治：清热解毒，消痈排脓，活血破瘀。

（1）主治湿热内蕴之肠痈下痢，赤白带下。

（2）主治热毒郁滞之目赤肿痛，痈肿疥癣。

（3）主治气滞血瘀之产后瘀滞腹痛。

用法用量：内服：煎汤，10～15g。外用：鲜品适量，捣敷患处。

使用注意：久病胃虚脾弱，泄泻不食之症，一切虚寒下脱之疾，咸忌之。

实践举例：治产后腹痛如锥刺者，败酱草250g，水4L，煮2L，每服二

合，日三服。(《卫生易简方》)

白花败酱如图4-22所示。

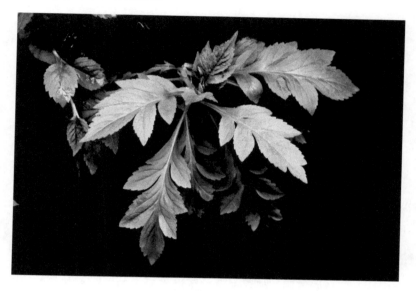

(a)

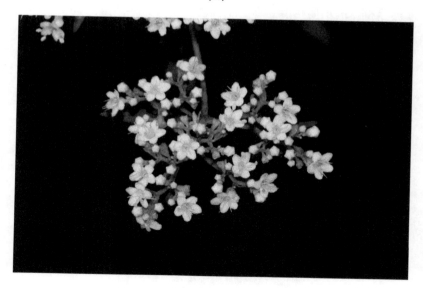

(b)

图4-22 白花败酱

三、马齿苋

畲药名：马苋、酸菜。

药　性：酸，寒。

功能主治：清热解毒，凉血止痢，除湿通淋，散血消肿。

（1）主治湿热内蕴之热毒血痢，热淋尿闭，赤白带下，崩漏痔血，湿癣斑秃。

（2）主治热毒郁滞之痈肿疔疮，丹毒瘰疬。

（3）主治蛇虫咬伤。

用法用量：内服：煎汤，10~15g，鲜品30~60g；或绞汁。外用：适量，捣敷；烧灰研末调敷；或煎水洗。

使用注意：孕妇慎服；脾胃虚寒、肠滑作泄者勿用；不宜与鳖甲同煎。

实践举例：治小便热淋，马齿苋汁服之。（《太平圣惠方》）

马齿苋如图4-23所示。

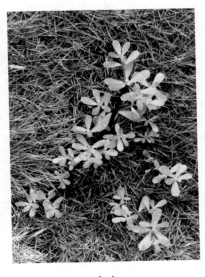

（a）

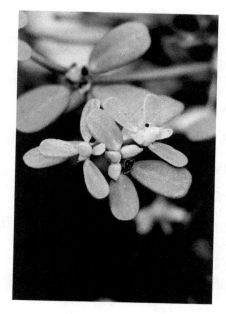

（b）

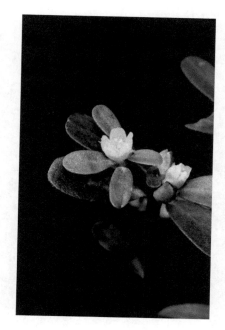

（c）

图4-23　马齿苋

四、糯米团

畲药名：猪儿菜。

药　性：甘、苦，凉。

功能主治：清热解毒，健脾消积，利湿消肿，散瘀止血。

（1）主治湿热内蕴之痢疾带下。

（2）主治热毒壅滞之乳痈瘰疬，肿毒疔疮。

（3）主治气滞血瘀之小便不利，食积腹痛，小儿疳积，咳血、吐血、跌打损伤。

用法用量：内服：煎汤，10～30g，鲜品加倍。外用：适量，捣敷。

实践举例：外治痢疾、痛经，糯米草6～9g，水煎服。（《云南中草药》）

糯米团如图4-24所示。

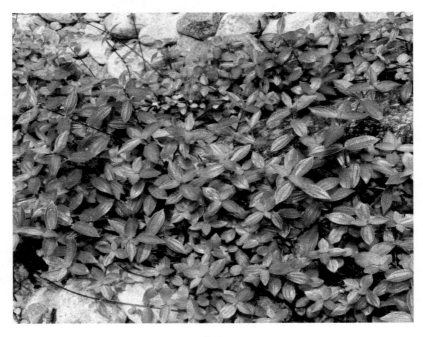

（a）

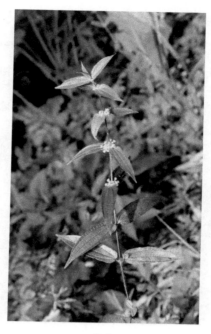

(b)

图4-24　糯米团

五、苎麻

畲药名：麻叶

药　　性：甘，寒。

功能主治：清热解毒，利尿通淋，止血安胎。

（1）主治热毒内盛之尿少、淋证、痈疽发背、丹毒。

（2）主治金疮折伤之血瘀、出血。

（3）主治孕妇心热、漏胎下血。

用法用量：内服，煎汤，10～20g；外用：30～50g，煎水洗，或捣碎外敷，或捣汁灌喉。

使用注意：脾胃虚寒者慎服。

实践举例：血淋热淋，苎麻煎服，大妙。（《本草易读》）

苎麻如图4-25所示。

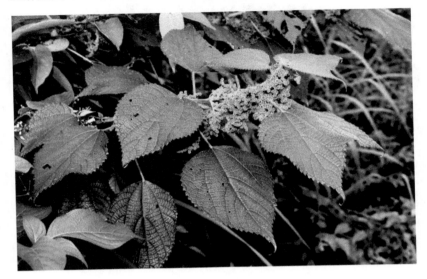

（a）

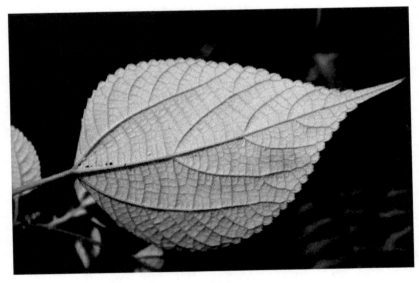

（b）

图4-25　苎麻

六、柳叶蜡梅、浙江蜡梅（亮叶蜡梅）

畲药名：食凉茶、食凉餐、食凉青。

药　性：甘、微苦，温。

功能主治：解暑生津，芳香化湿，开胃散郁。

（1）主治夏日中暑之头晕、少汗、口渴、乏力。

（2）主治湿困中焦之胸闷、呃逆、呕吐、纳差。

用法用量：内服，煎汤，15～30g。

使用注意：孕妇慎服。

实践举例：治热病烦渴，用腊梅花 6g、石膏 15g、麦冬 15g、知母 10g、甘草 6g 水煎内服。（《浙江中药手册》）

柳叶蜡梅如图 4-26 所示。

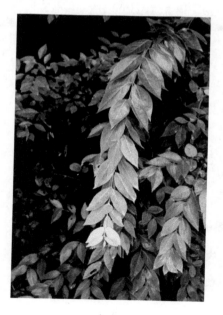

（a）

图 4-26

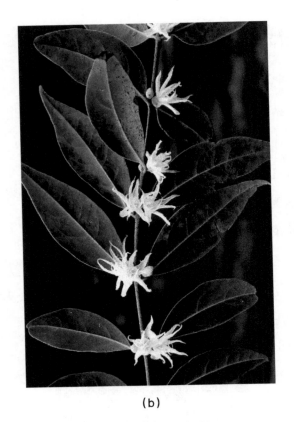

(b)

图4-26　柳叶蜡梅、浙江蜡梅

七、紫果槭

畲药名：油柴、油棍。

药　性：辛，温。

功能主治：清热解毒，祛风除湿，利小便。

(1) 主治肝火上炎之眼痛、眼屎多、头痛。

(2) 主治肝胆湿热之湿热黄疸、尿少、风疹瘙痒。

用法用量：内服，煎汤，15～60g。

使用注意：咽喉肿痛者慎食。

实践举例：用兔一只，油柴 30 ~ 50g 煮水当汤与兔肉文火炖炖熟，可治风湿所致关节痛。

紫果槭如图 4-27 所示。

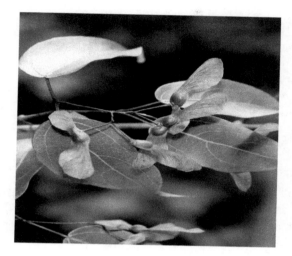

（a）

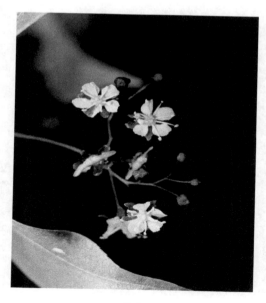

（b）

图 4-27

八、荠菜

畲药名：香菜、香荠。

药　性：辛、苦，平。

功能主治：清肺化痰，驱风利水，调肝健脾。

（1）主治肺热之咳嗽、咳痰、喘闷。

（2）主治风邪外袭之目赤肿痛、眼生翳膜。

（3）主治脾胃不和之脘腹胀满、四肢乏力。

用法用量：内服，煎汤，30～50g。外用：适量，捣筛为末，点眼。

使用注意：胃溃疡患者、脚气、狐臭及口臭者均不宜食用。

实践举例：治肺热咳嗽，同鸡蛋煮吃。（《滇南本草》）

荠菜如图 4-28 所示。

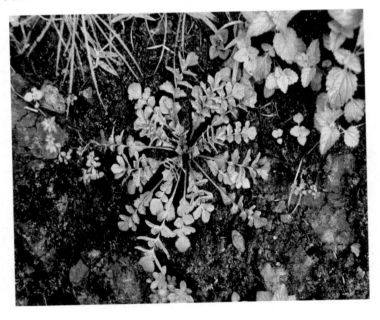

（a）

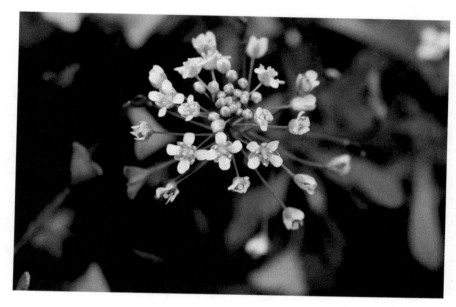

（b）

图 4-28　荠菜

九、虎耳草

畲药名：石荷叶、金线吊芙蓉、老虎耳。

药　性：味苦、辛，寒，有小毒。

功能主治：疏风、清热、凉血解毒。

（1）主治风邪热毒郁遏之风疹、湿疹、中耳炎、丹毒。

（2）主治肺肠热毒壅滞之咳嗽吐血、肺痈、痔疾。

用法用量：内服：煎汤，9～15g。外用：捣汁滴或煎水熏洗。

使用注意：本品苦寒，脾胃虚寒、阴虚亏虚者慎用。本品有毒，勿过量。

实践举例：治中耳炎，鲜虎耳草叶捣汁滴入耳内。（《浙江民间常用草药》）

十、山霉

畲药名：刺葫芦、吊杆泡、猪母泡、高脚泡。

药　性：根：苦、涩，平；叶：苦，凉。

功能主治：根：活血、止血、祛风利湿；叶：消肿解毒。

(1) 根主治吐血、便血、肠炎、痢疾等出血疾患；主治瘀血留滞之关节痛、跌打损伤、月经不调。

(2) 叶外用主治热壅血瘀之痈疖肿毒。

用法用量：根：内服：煎汤，25～50g；叶：外用：适量，鲜品捣烂敷患处。

使用注意：暂无使用禁忌。

实践举例：治疮痈疖肿，鲜山霉叶捣烂敷患处。(《全国中草药汇编》)

十一、苦参

畲药名：野槐、好汉枝、苦骨、地骨、地槐、山槐子。

药　性：苦，寒。

功能主治：清热燥湿、杀虫、利尿。

(1) 主治湿热下注之黄疸尿闭、赤白带下、阴肿阴痒。

(2) 主治风湿热毒郁遏肌表之湿疹、湿疮、皮肤瘙痒、疥癣麻风。

(3) 外用主治滴虫性阴道炎。

用法用量：内服：煎汤，4.5～9g。外用：适量，煎汤洗患处。

使用注意：脾胃虚寒者忌服。久服损伤肾气，肝肾虚而无大热者勿服。不宜与藜芦同用。

实践举例：治烫熨火烧疼痛，苦参不以多少，为细末，用香油调搽。

（《卫生宝鉴》绿白散）

十二、大叶冬青

畲药名：四季青、红冬青、一口血。

药　性：苦、涩；凉。

功能主治：清热解毒、生肌敛疮、活血止血。

（1）主治肺热之咳嗽、咽喉肿痛。

（2）主治热壅血瘀疮疡不敛之烧烫伤、热毒痈肿、下肢溃疡、麻风溃疡、湿疹、冻疮、皲裂、外伤出血。

用法用量：内服：煎汤，15～30g。外用：适量，鲜品捣敷；或水煎洗、涂。

使用注意：脾虚虚寒者慎服。内服可引起轻度恶心以及食欲减退，外用于早期创面可见持续5～10分钟的一过性疼痛。

实践举例：治皮肤皲裂，烧灰，面膏涂之，治皲瘃殊效，兼灭瘢疵。（《本草图经》）

十三、树参

畲药名：鸭掌柴、半边枫。

药　性：甘，温。

功能主治：祛风除湿，舒筋活络。

（1）主治风湿痹痛，半身不遂。

（2）主治跌打损伤，偏头痛。

（3）外用治刀伤出血。

用法用量：15～30g，煎汤内服，鲜品加倍。外用：适量，捣敷，或煎水洗。

使用注意：孕妇忌用。

实践举例：治偏头痛，枫荷梨茎100g。水煎去渣，煮鸡蛋一个，服汤食蛋。（《江西草药》）

树参如图4-29所示。

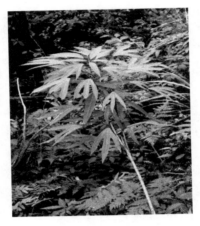

（a）

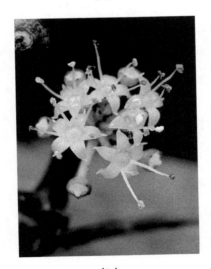

（b）

图4-29　树参

十四、芫荽

畲药名：圆苏、盐碎。

药　性：辛、温。

功能主治：发表透疹，消食开胃，止痛解毒。

（1）主治风寒感冒，疹发不畅。

（2）主治脘腹胀痛，食积呕恶。

（3）主治头痛牙痛，疮肿初起。

用法用量：3～9g，水煎服；外用全草适量，煎水熏洗。

使用注意：服用补药和中药白术、丹皮时，不宜服用芫荽。麻疹已透或虽未透出而热毒壅滞者不宜服用。

实践举例：疹痘不快，芫荽二两切，酒煎沃之，候冷口含遍之，勿头面。（《本草易读》）

芫荽如图4-30所示。

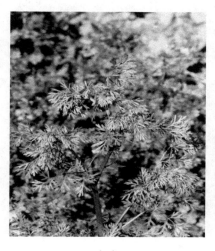

（a）

图4-30

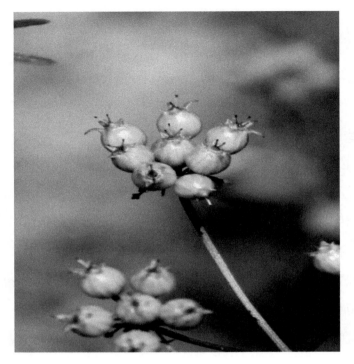

(b)

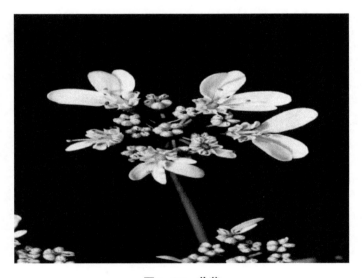

图4-30　芫荽

十五、天胡荽

畲药名：羊皮堇。

药　　性：辛、微苦，凉。

功能主治：祛风，清热，利尿，化痰止咳，解毒消肿。

（1）主治湿热黄疸。

（2）主治赤白痢疾，小便不利。

（3）主治咽喉肿痛，痈疽疔疮。

（4）主治跌打损伤。

用法用量：内服，煎汤，9～15g，鲜品30～60g；或捣汁。外用：适量，捣烂敷；或捣取汁涂。

使用注意：本品有小毒，用药适量。

实践举例：明目去翳，以草揉塞鼻中，左翳塞右孔，右翳塞左孔。（《医林纂要》）

天胡荽如图4-31所示。

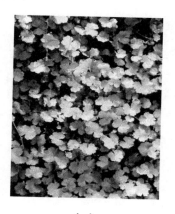

（a）

图4-31

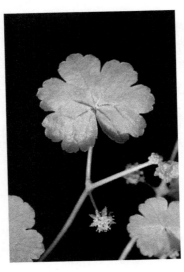

(b)

图 4-31 天胡荽

十六、水芹

畲药名：水芹菜。

药　性：辛、微甘，凉。

功能主治：清热解毒，利尿，止血。

(1) 主治感冒，暴热烦渴。

(2) 主治小便不利，浮肿淋痛，尿血、便血、吐血、衄血。

(3) 主治崩漏经多、带下。

(4) 主治咽痛喉肿，痈疽疮疡。

(5) 主治黄疸，水肿，瘰疬，疟腮。

用法用量：内服，煎汤，30~60g；或捣汁。外用，适量，捣蛋青；或捣汁涂。

使用注意：脾胃虚寒者，慎绞汁服。《本草汇言》："脾胃虚弱，中气寒乏者禁食之。"

　　实践举例：治小儿霍乱吐痢，芹叶细切，煮熟汁饮。（《子母秘录》）

　　水芹如图4-32所示。

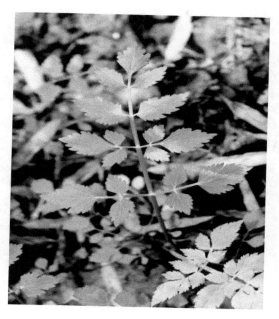

（a）

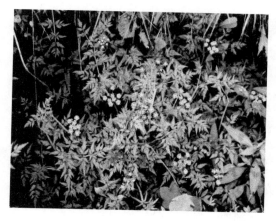

（b）

图4-32

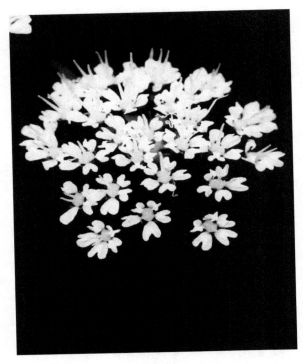

（c）

图4-32 水芹

十七、大青

畲药名：山靛青、野靛青、山田青。

药　　性：微苦咸，大寒。

功能主治：清热解毒，凉血止血。

（1）主治热毒内蕴之热盛烦渴，咽喉肿痛，喉风喉痹，痈疽肿毒，热毒痢，黄疸，阳毒发斑，口疮。

（2）主治血热之衄血，血淋，外伤出血。

用法用量：内服：煎汤，9~15g，鲜品加倍。外用：适量，捣敷；或煎水洗。

使用注意：脾胃虚寒者慎服；无实热者忌；非心胃热毒勿用。

实践举例：治热盛时疟，单热不寒者，大青嫩叶捣汁，和生白酒冲饮。（《方脉正宗》）

大青如图 4-33 所示。

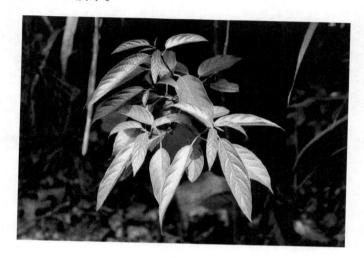

(a)

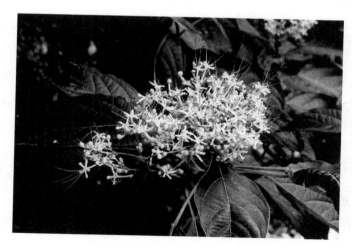

(b)

图 4-33

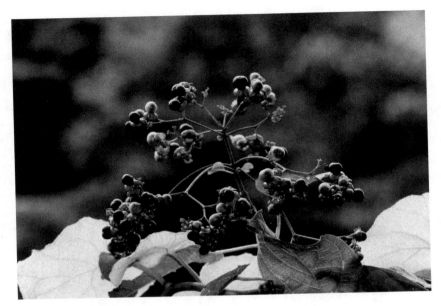

(c)

图4-33 大青

十八、豆腐柴

畲药名：山豆腐、绿豆腐、山麻兹。

药　性：微辛，苦，寒，凉。

功能主治：清热解毒；止痛；消痈。主疟疾；邪气；小儿夏季热；风湿痹痛；风火牙痛；跌打损伤；水火烫伤；痢疾；痈；疔；肿毒；创伤出血；消渴病。

用法用量：内服：煎汤，10～15g，鲜品30～60g。外用：适量；捣敷、研末调敷或煎水洗。

使用注意：外用煎水洗时须避免当风；局部不红不肿的阴证忌用。

实践举例：治丹毒，腐婢叶200～250g。水煎，待温，洗患处。洗时须避免当风。（江西《草药手册》）

豆腐柴如图4-34所示。

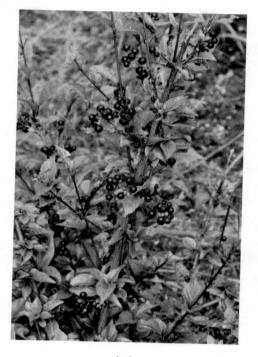

(a)

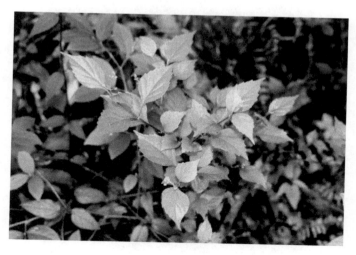

(b)

图4-34　豆腐柴

十九、臭牡丹

畲药名：臭桐攀。

药　性：辛、苦，平。

功能主治：活血散瘀；消肿解毒；清热利湿；止痛；行气；祛风；截疟；健脾；养血；平肝。主风湿痹痛；水肿尿少；脘腹胀痛；跌打损伤；高血压病；头晕头痛；痈疽疮疡；湿疹；乳腺炎；牙痛；脱肛；崩带及小儿疝气；发背；丹毒。

用法用量：内服：煎汤，10~15g，鲜品30~60g；捣汁或入丸、散。外用：适量，煎水熏洗；或捣敷；或研末调敷。

使用注意：阴疽慎用。

实践举例：治一切痈疽，臭牡丹枝叶捣烂罨之。(《纲目拾遗》)

臭牡丹如图4-35所示。

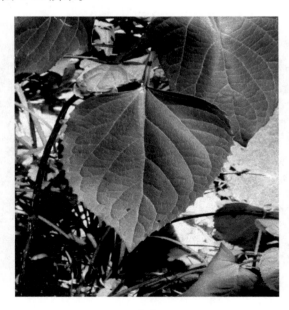

(a)

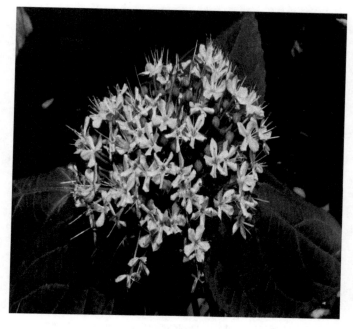

（b）

图 4-35　臭牡丹

二十、东风菜

畲药名：憨驴弟、憨驴菜。

药　性：辛、甘，寒。

功能主治：清热解毒；祛风止痛；行气；活血；明目；利咽。主风毒壅热；风热感冒；头疼目眩；目赤肿痛；咽喉肿痛；风湿性关节炎；骨节疼痛；毒蛇咬伤；跌打损伤；痈肿疔疮；急性肾火；肺病吐血；肠炎腹痛。

用法用量：内服：煎汤，15～30g。外用：适量，鲜全草捣敷。

使用注意：味甘性寒，有冷积者勿食。

实践举例：治跌打损伤，东风菜捣敷。（《湖南药物志》）

东风菜如图 4-36 所示。

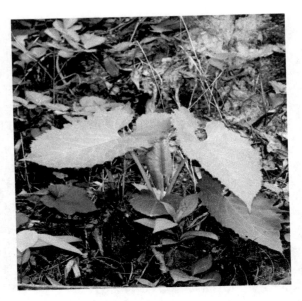

（a）

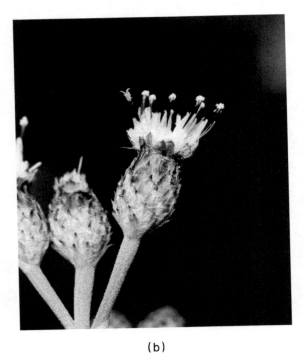

（b）

图4-36 东风菜

二十一、菊芋

畲药名：洋姜、广东芋、洋生姜。

药　性：味甘、微苦，性凉。

功能主治：清热凉血；消肿止痛。

（1）主治热病，肠热泻血。

（2）主治跌打损伤，骨折肿痛。

用法用量：内服，煎汤，10～20g；块根一个，生嚼服。外用：鲜茎、叶捣烂敷患处。

实践举例：治肺热咳嗽、热毒所致泌尿系感染，菊芋、鱼腥草适量，将二者洗净，菊芋切丝，鱼腥草切段，加调味品适量拌匀服食，每日一二次。（《中国中医药报》）

菊芋如图4-37所示。

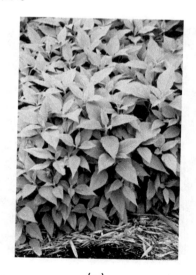

(a)

图4-37

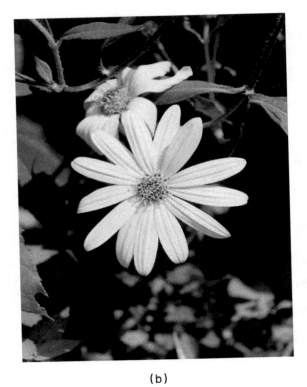

(b)

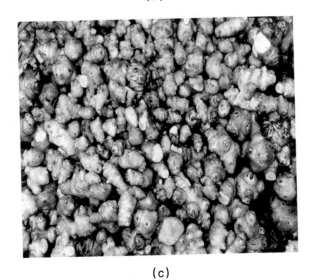

(c)

图4-37　菊芋

二十二、马兰

畲药名：田岸青、水苦益、温州青。

药　性：味辛、苦，微寒。

功能主治：凉血止血；清热利湿；解毒消肿。

（1）主治吐血、衄血、血痢、崩漏，创伤出血，月经出血。

（2）主治发热咳嗽，咽痛喉痹。

（3）主治水肿，黄疸，丹毒。

用法用量：内服：煎汤，9～18g(鲜者50～100g)；或捣汁。外用：捣敷、研末掺或煎水洗。

实践举例：捣汁涂黄水疮及无名肿毒。用叶同冬蜜捣匀，敷阳症无名肿毒，未溃者能散。(《质问本草》)

马兰如图4-38所示。

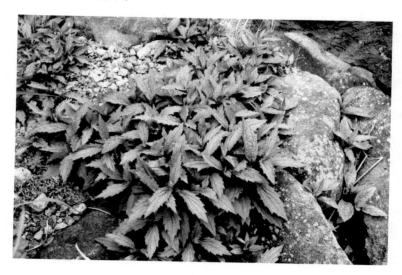

（a）

图4-38

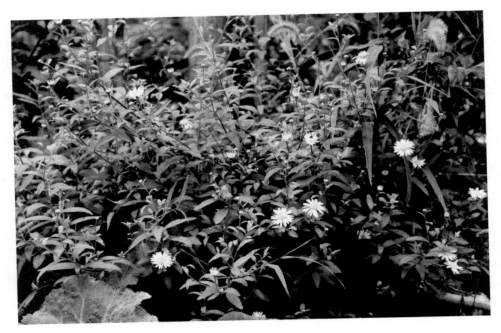

(b)

图4-38　马兰

二十三、白子菜（明月草）

畲药名：富贵菜、无名肿毒、神奇救命草。

药　性：甘、淡，寒。

功能主治：清热解毒，舒筋接骨，凉血止血。

（1）主治支气管肺炎，小儿高热，百日咳，目赤肿痛，风湿关节痛，崩漏。

（2）外用治跌打损伤，骨折，外伤出血，乳腺炎，疮疡疔肿，烧烫伤。

用法用量：内服，9~15g，水煎或泡酒服。外用：取适量，鲜草捣烂敷患处。

实践举例：捣烂外敷跌打伤，消肿散瘀，又用以敷热痛，散痛消肿。

（《广西药植图志》）

白子菜如图4-39所示。

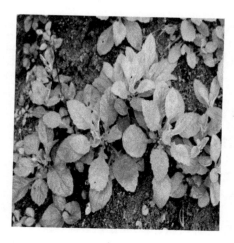

（a）

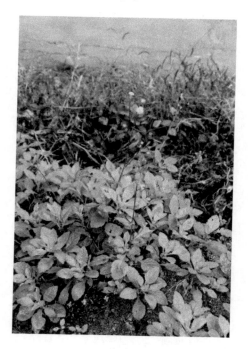

（b）

图4-39　白子菜

二十四、苦竹（华丝竹）

畲药名：苦竹笋、鸬鹚竹笋、雨伞竹笋。

药　性：苦甘，寒。

功能主治：清热除烦，利水，明目。

（1）主治身热消渴，水肿脚气，目赤痒痛。

（2）主治湿热黄疸，小便不利。

用法用量：10～15g，水煮服。

使用注意：动气发症，不可多食。

实践举例：干者烧研入盐，擦牙疳（《本草纲目》）

苦竹如图4-40所示。

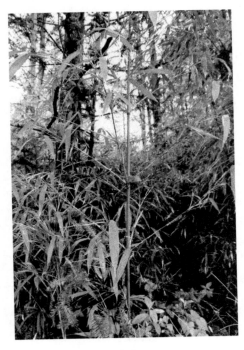

（a）

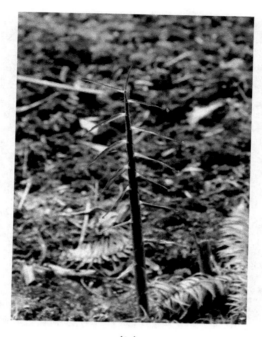

（b）

图4-40　苦竹

二十五、白马骨

畲药名：六月雪、白马骨、鸡骨柴。

药　性：苦、辛，凉。

功能主治：祛风利湿，清热解毒。主风湿腰腿痛，痢疾，水肿，湿热黄疸；目赤肿痛，喉痛，齿痛；白浊带下；痈疽肿毒；跌打损伤。

用法用量：内服：煎汤，10~15g（鲜者30~60g）。外用：适量烧灰淋汁涂，煎水洗或捣敷。

使用注意：脾胃虚寒者慎服。

实践举例：治慢性肾炎水肿，与老母鸡同煮。（《安徽药材》）

白马骨如图4-41所示。

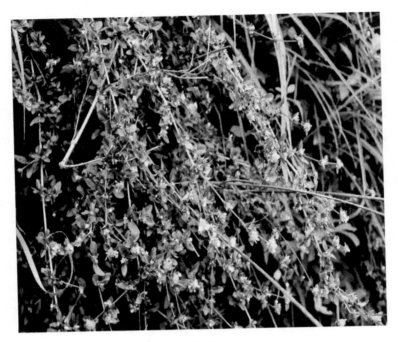

(a)

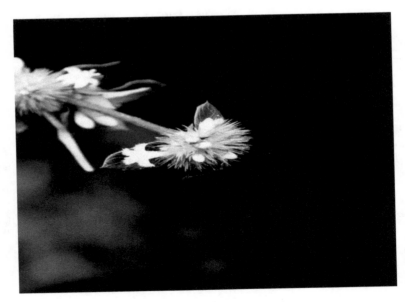

(b)

图4-41　白马骨

二十六、苦槠

畲药名：苦槠、槠栗。

药　性：苦，寒，有小毒。

功效主治：清热解毒，化浊降脂。

（1）主治治跌打瘀肿。

（2）主治痈疽疔疮，皮肤湿疹。

（3）主治肉食积滞，泻痢腹痛。

用法用量：适宜制作苦槠干食用。外用：适量，水煎熏洗；或捣敷或研末撒撒。内服：适量，捣汁饮。

使用注意：本品有毒，不宜生食。

实践举例：患酒膈者，细嚼频食。（《随息居饮食谱》）

苦槠如图 4-42 所示。

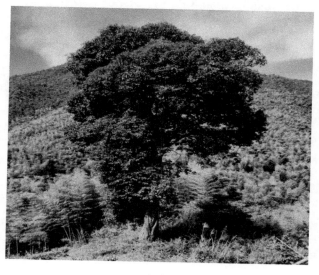

（a）

图 4-42

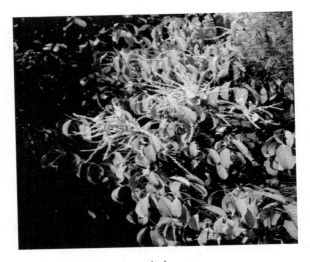

(b)

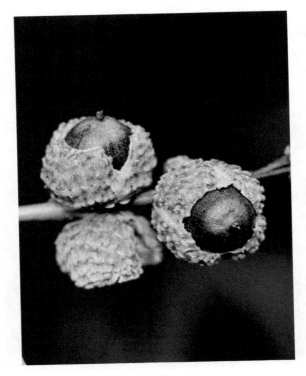

(c)

图4-42 苦槠

二十七、腺毛阴行草

畲药名：山油麻、山茵陈。

药　性：苦，寒。

功效主治：清热利湿，凉血止血，活血祛瘀止痛。湿热黄疸，小便不利，血淋血痢，便血带下，癥瘕积聚，痛经经闭，产后瘀血腹痛，跌打损伤，外伤出血，烧伤烫伤。

用法用量：内服：煎汤，9～15g，鲜品30～60g；或研末。外用：适量，研末调敷。

使用注意：用量不宜过大，存在肾功能损害风险。

实践举例：利小便，疗胃中湿热，或眼仁发黄，或周身黄肿，消水肿。（《滇南本草》）

腺毛阴行草如图4-43所示。

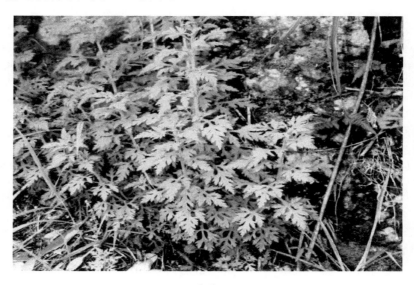

(a)

图4-43

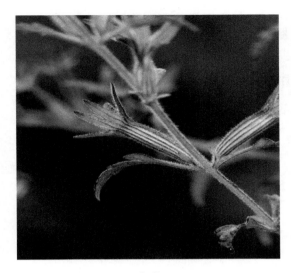

(b)

图 4-43　腺毛阴行草

二十八、三脉紫菀

畲药名：苦娘头

药　　性：苦，凉。

功能主治：清热解毒，祛痰止咳，利尿止血。

（1）主治热毒炽盛之喉核红肿，鼻衄、齿衄，小便涩痛。

（2）主治风热感冒，咳嗽咳痰。

（3）主治疔疮肿毒，虫蛇咬伤，外伤出血。

用法用量：内服：水煎，15～30g。外用：适量，鲜品捣敷或煎汤熏洗患处。

使用注意：脾胃虚寒者慎服。

实践举例：煎洗治无名肿毒。（《植物名实图考》）

三脉紫菀如图 4-44 所示。

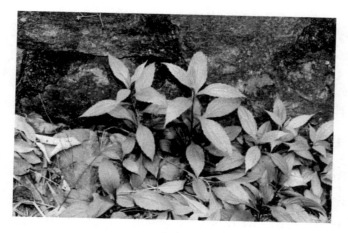

（a）

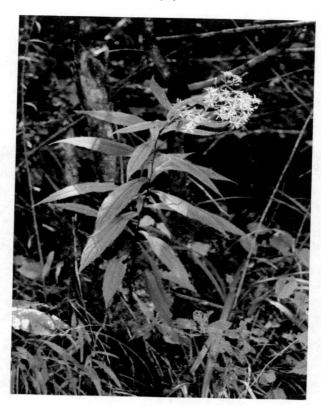

（b）

图4-44　三脉紫菀

二十九、蒲公英

畲药名：黄花地丁、婆婆丁。

药　性：苦、甘，寒。

功能主治：清热解毒、消肿散结、利尿通淋。

（1）主治热毒壅滞之疔疮肿毒、乳痈、瘰疬、肺痈、肠痈。

（2）主治湿热郁遏之黄疸、热淋涩痛。

用法用量：内服：煎服：9～15g。外用：适量，鲜品捣敷或煎汤熏洗患处。

使用注意：脾胃虚寒者慎服。用量过大可致缓泻。

实践举例：治乳痈，蒲公英（洗净细锉）、忍冬藤同煎浓汤，入少酒佐之，服罢，随手欲睡，是其功也。（《本草衍义补遗》）

蒲公英如图 4-45 所示。

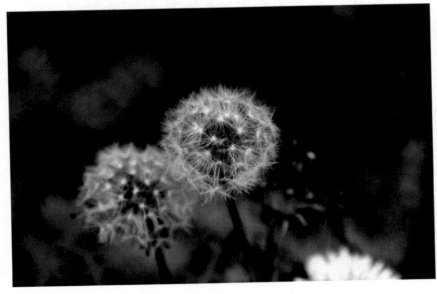

（a）

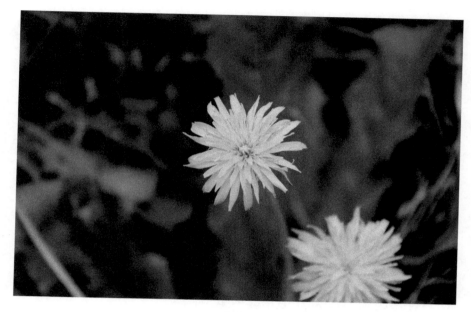

(b)

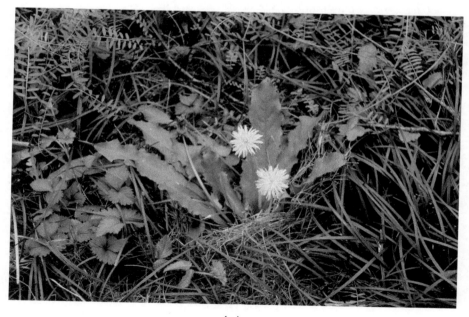

(c)

图4-45　蒲公英

第五章　畲族药膳制作与实践

第一节　补气类

乌饭

材料配方：糯米1000g，乌饭叶适量、红糖。

做法：乌饭叶洗净剁碎，用没过树叶的水浸泡一天一夜后，捞出叶渣，倒入糯米（注意必须是干糯米），两者一起浸泡7~8个小时以后淘米入锅煮熟，捏成饭团，用红糖蘸着吃。

功效：健脾益气，和中止泻。

食用注意：脾胃虚弱、痰湿过盛的人不宜服用；血糖高者注意适当减少食用量。

第二节　养血类

一、何首乌煲牛肉

材料配方：何首乌3~6g，牛肉、黑豆各75g，龙眼肉、生姜、红枣若干。

做法：将黑豆在水中浸泡一夜，上锅煮片刻，加入8杯清水，将小块牛肉及生姜放入锅内同煮。水沸时去掉肥油及沧末，片刻后加入何首乌、龙眼肉及红枣等，继续烹煮 1 小时左右即可。

功效：补肝益肾，养血乌发。

食用注意：脾胃虚寒、痰湿过盛的人不宜服用。

二、金针菜烧鸡

材料配方：鸡肉 200g、金针菜 (干)50g、姜、蒜、酒、盐。

做法：鸡肉切小块，焯去血水炒干，放入姜、酒、盐少许和金针菜、适量清水文火烧熟，再用蒜、盐、老抽调色调味即可。

功效：补血养肝，解毒消肿。

食用注意：选用干品，新鲜金针菜含有秋水仙碱，有一定的毒性，不宜食用；支气管哮喘忌食。

三、金针菜瘦肉粉皮汤

材料配方：瘦肉 100g、金针菜 100g、粉皮一块、调味品适量。

做法：瘦肉切碎腌制备用；葱切粒、姜切丝，泡好的金针菜洗净焯水备用。热油锅爆香葱姜；加水两碗烧开，放入金针菜及肉碎煮 1~2 分钟，再放入粉皮煮开，加入调味品调味，最后放入生姜末拌匀即可。

功效：养血平肝，利尿消肿。

食用注意：选用干品，新鲜金针菜含有秋水仙碱，有一定的毒性，不宜食用；支气管哮喘忌食。

四、金针菜肉饼

材料配方：金针菜 50g、猪瘦肉 200g、老抽、食盐、豆粉、味精适量。

做法：金针菜切碎焯水，猪瘦肉洗净切丁，再一起搅拌均匀、剁成肉酱，加调味品拌匀，在碟子上摊平，隔水蒸熟即可。

功效：补血养肝，宽胸除烦。

食用注意：选用干品，新鲜金针菜含有秋水仙碱，有一定的毒性，不宜食用；支气管哮喘忌食。

第三节　滋阴类

一、红烧茭白

材料配方：五花肉、茭白、葱、姜、蒜、料酒、鸡精等。

做法：茭白切块，五花肉切薄片待用。油锅大火烧至六成热时，下入五花肉，煸炒出香味，依次放姜、蒜、葱煸炒出香味，放入茭白进行煸炒，加少许清水焖5分钟，放盐、红椒收汤，调味出锅装盘即可。

功效：清热通便，生津止渴。

食用注意：脾虚泄泻者勿食，一般不与豆腐同时食用。

二、油焖茭白

材料配方：茭白、八角、干辣椒、生抽、白糖等。

做法：茭白洗净去皮备用，油锅小火放入八角煸炒出香味。放入茭白煸炒至边缘焦硬盛出备用。锅中留底油，中火放入干辣椒和煎好的茭白一同翻炒，加入生抽、白糖翻炒均匀后，加入少许清水，中火焖煮汤少后，大火收汁即可。

功效：生津止渴，利尿通利。

食用注意：脾胃虚寒者勿食，一般不与豆腐同时食用。

三、茭白红烧肉

材料配方：五花肉、茭白块、八角、桂皮、姜片、冰糖、老抽、胡椒和盐等。

做法：在锅中放入少量油，下入八角和桂皮小火煸炒，再入姜片、五花肉，至五花肉的油脂被煸出，加入冰糖和老抽一起慢慢上色后加入茭白块和水，改大火煮沸后转中火焖煮，水分收至八成干时，加入胡椒和盐等调料，搅拌均匀，转大火收干即可。

功效：生津止渴，利尿除湿。

食用注意：脾胃虚寒者勿食，一般不与豆腐同时食用。

四、百合香米粥

材料配方：百合 10g、香米 200g。

做法：百合用清水浸泡 2 个小时后，与香米一同煮熟，加入少许冰糖即可。

功效：清热泻火，养阴润肺。

食用注意：脾胃虚寒者勿食，风寒感冒者忌食。

五、百合猪肺汤

材料配方：猪肺 500g、白杏仁 5~10g、百合 10g、蜜枣 6 个。

做法：猪肺洗净切片，杏仁、百合、蜜枣洗净，将所有材料一起放入煲中，武火煮沸，文火煮 1~2 小时，煮烂即可。

功效：滋阴润肺、益气生津。

食用注意：脾胃虚寒者勿食，风寒感冒者忌食。

六、百合鸡子汤

材料配方：百合 7 枚 (擘)、鸡子黄 1 枚。

做法：先用水浸泡百合一夜，当白沫浮现，捞出百合，再用泉水 400mL，煎取百合汤汁 200 mL，去渣，加入鸡子黄搅匀，煎至 100mL 即可，趁温服下。

功效：滋阴润燥，养心除烦。

食用注意：脾胃虚寒者勿食，风寒感冒者忌食。

七、百合煨肉

材料配方：猪肉 (瘦)100g、百合 20g、莲子 (干)20g。

做法：莲子、百合洗净水泡过夜，莲子去芯，百合摘瓣备用。猪肉洗净切片，用料酒冲洗，滤干。再将全部材料放锅中，添适量水，炖至猪肉熟烂即可。

功效：润肺止咳，益气安神。

食用注意：脾胃虚寒者勿食，风寒感冒者忌食。

八、黄精炖鸡

材料配方：家鸡一只，黄精 (干)9～15g，老姜、老酒、老抽、盐适量。

做法：家鸡杀净切块，焯水后入砂锅生炒至油出，黄精水泡后放入锅中，再放入老姜、老酒，加适量水，武火煮沸，文火炖熟，最后加老抽、盐调味即可。

功效：补气健脾，润肺补肾。

食用注意：脾胃虚寒泄泻者勿食，痰湿阻滞、气滞者忌食。

九、黄精炒木耳

材料配方：木耳（干）10g，黄精15g，调味品适量。

做法：木耳水泡后洗净，煮1～2分钟，黄精煮熟切片。油锅烧热放入辣椒、蒜炒至变色，加入木耳、黄精炒熟，再加料酒、盐等调味即可。

功效：养阴润肺，健脾益肾。

食用注意：脾胃虚寒泄泻者勿食。

十、白萁烧猪棒骨

材料配方：猪棒骨250g，白萁250g，酒、姜、盐等。

做法：猪棒骨洗净焯水切块，加香料、白萁（切块）入砂锅，再加适量清水烧熟，放入酒、生抽、姜、盐调味即可。

功效：健脾止泻，补肺滋阴。

食用注意：湿盛、便秘者勿食，不宜与热性食物同时食用。

十一、生炒白萁

材料配方：白萁200g、姜、蒜、盐等。

做法：白萁切片，油锅加热后放入姜、蒜、白萁生炒片刻，加少许盐、清水炒熟即可。

功效：养阴润肺，健脾止泻。

食用注意：湿盛、便秘者勿食，不宜与热性食物同时食用。

第四节　理气类

一、白果全鸭

材料配方：白果（银杏）9~12g，水鸭1只（约1000g），食用油、料酒等调味料，食盐、淀粉、清汤等各适量。

做法：将白果去皮膜、去两头、去心，开水焯过后油炸备用；将水鸭洗净，调味料抹匀鸭身后上笼蒸1小时，去净鸭骨，铺在碗内，齐碗口修圆，修下的鸭肉切成丁粒，与白果拌匀，放于鸭脯上，倒入原汁上笼蒸30分钟，至鸭肉熟烂装盘。清汤调味后用水淀粉勾芡即可。

功效：敛肺定喘，祛痰止嗽。

食用注意：咳嗽痰稠不利者慎用，有实邪者忌服；有毒，不可过量食用，小儿忌食。

二、小香勾烧鸡

材料配方：鸡1只，小香勾30g，盐、红酒、姜、老抽。

做法：小香勾先煮汤待用，鸡全净切块过水汆后去浮油，炒干水分，加入调味品和小香勾汤水，再武火烧沸文火烧熟。

功效：健脾强胃，祛风除湿。

食用注意：阴虚而无湿热、虚寒精滑者慎用；适宜四季食用。

三、小香勾红烧猪脚

材料配方：小香勾50g，猪脚500g，姜、料酒等调味品。

做法：小香勾水泡待用；猪脚洗净切块，焯水去浮沫，生炒至焦黄，放入调味料及小香勾汤水适量，武火烧开文火焖烂即可。

功效：健脾祛湿，活血润肤。

食用注意：阴虚而无湿热、虚寒精滑者慎用；适宜四季食用。

四、小香勾老鸭煲

材料配方：小香勾 50g，鸭肉 500g，姜、料酒等调味品。

做法：小香勾水泡待用；鸭肉先焯水去浮沫，生炒至焦黄，放入姜、酒等及小香勾汤水适量高压焖烂，开锅后加盐调味即可。

功效：健脾和胃，滋阴补虚。

食用注意：阴虚而无湿热、虚寒精滑者慎用；适宜四季食用。

五、小香勾排骨豆腐汤

材料配方：猪肋排 200g、豆腐 200g、小香勾 30g、香菇、蒜、姜、盐等。

做法：将猪肋排斩成小段焯过备用，小香勾水泡过夜，将猪肋排、生姜片、蒜、小香勾汤水一同大火煮开后，改小火煮 30 分钟，放入香菇、豆腐煮 10 分钟即可。

功效：健脾益肾，和胃消积。

食用注意：阴虚而无湿热、虚寒精滑者慎用；适宜四季食用。

六、山苍籽、小香勾烧猪脚

材料配方：山苍籽 15g、小香勾 30g，猪脚 1000g，姜、料酒、老抽等调味品。

做法：小香勾水泡待用，猪脚洗净切块后焯水、去浮沫，生炒至焦黄，放入调料和山苍籽、小香勾汤水高压煮熟，开锅后调味即可。

功效：祛风散寒，健脾祛湿。

食用注意：阴虚火旺者忌服，虚寒精滑者慎用。

七、山苍籽蒸猪肠

材料配方：山苍籽根 3~5 片、猪小肠 500g、酒糟适量，姜、蒜、盐等调味品。

做法：猪小肠洗净切段，入热水焯去浮沫后加酒糟、姜、盐等调味品山苍籽根混合均匀，放置 1~2 小时后，入锅隔水蒸熟即可。

功效：温中和胃，健脾理气。

食用注意：阴虚火旺者忌服。

八、芥菜烧腌肉火锅

材料配方：芥菜 300g，笋片 50g，腌肉 100g，调味品适量。

做法：腌肉洗净切片，芥菜切段，油锅烧热后加入肉、笋片、芥菜炒香，再加水入锅小火慢煮，煮熟后加入盐、酱油等调味。

功效：温中行气，利膈开胃。

食用注意：阴虚火旺者慎食。

九、腌襄荷

材料配方：襄荷花苞、辣椒、姜、盐。

做法：襄荷花苞洗净掰开，与辣椒、姜、盐共同浸泡于酸菜坛中，制成泡菜食用。

功效：温中理气，祛风利湿。

食用注意：襄荷忌用铁器煎煮；孕妇忌食。

十、生炒襄荷

材料配方：襄荷花苞、姜、盐。

做法：襄荷花苞洗净切片，油锅加热后放入姜、蒜、襄荷生炒，加盐调味即可。

功效：祛风利湿，止咳平喘。

食用注意：襄荷忌用铁器煎煮；孕妇忌食。

第五节　活血类

一、蕨丝冷盘

材料配方：盐腌蕨丝适量，姜、蒜、糖、老醋等调味品。

做法：盐蕨丝用凉开水去咸味后切段，与蒜、辣椒、糖、老醋等调味品拌匀即可。

功效：活血止血，化痰祛瘀。

食用注意：不宜多食，不宜长时间食用；脾胃虚寒者、生疥疮者慎服。

二、清炒蕨丝

材料配方：鲜蕨丝200g，食用油、盐、鸡精等调味品；

做法：鲜蕨丝沸水氽后晾干，油锅加热后放入蕨丝爆炒1～2分钟，加入调味品拌匀即可。

功效：清热利湿，消肿化痰。

食用注意：不宜多食，不宜长时间食用；脾胃虚寒者、生疥疮者慎服。

三、寒扭根炖猪蹄

材料配方：寒扭根 50g，猪蹄 1 个，葱、姜、蒜等调味料适量。

做法：寒扭根洗净切碎备用，猪蹄洗净切块，焯水、去浮沫，与生姜、蒜同炒至焦黄，加入寒扭根翻炒，再加入适量清水小火慢炖，煮熟调味后即可。

功效：活血润肤，消肿止痛。

食用注意：血糖高者注意适当减少食用量。

四、红百鸟不宿根烧猪蹄

材料配方：红百鸟不宿根 500g，猪蹄 1 个，调味料适量。

做法：红百鸟不宿根洗净切碎备用，猪蹄洗净切块，焯水，与生姜、蒜同炒至表面焦黄，加入红百鸟不宿根翻炒，再加入适量清水小火慢炖，煮熟调味后即可。

功效：祛风利湿，活血润肤。

食用注意：孕妇忌食。

五、红百鸟不宿根煮猪夹心肉

材料配方：红百鸟不宿根 30g、五爪金龙 30g、山油皂根 30g、石杨梅 30g、猪夹心肉 100g，调味料适量。

做法：将红百鸟不宿根、五爪金龙、山油皂根、石杨梅洗净切碎后浸泡40 分钟左右，再放入锅中，倒入适量清水大火煎 15 分钟，加入猪夹心肉小火慢炖，待猪肉煮烂后调味即可，食肉喝汤。

功效：祛风利湿，行气活血。

食用注意：孕妇忌食。

六、魔芋豆腐

材料配方：魔芋豆腐（切片）、辣椒、青蒜苗、豆瓣辣酱，调味料适量。

做法：将水烧开，魔芋豆腐过一遍沸水捞起备用。油锅内放入豆瓣辣酱、姜葱蒜炒香，再加入魔芋，放入适量调味料翻炒片刻后加水焖，最后放入青蒜苗调色即可。

功效：活血化瘀，解毒消肿。

食用注意：不宜生食，不宜过量食用；误食生品及炮制品，过量服用易产生中毒症状。

七、凉拌银耳魔芋

材料配方：魔芋结一盒、银耳半朵、胡萝卜少许、黄瓜少许、盐、糖生抽、陈醋、辣椒油。

做法：银耳用冷水泡发，焯烫备用，魔芋结焯烫、过冷水待用，胡萝卜和黄瓜切丝，将魔芋结、银耳、胡萝卜、黄瓜丝一起加盐、糖、生抽、陈醋、辣椒油拌匀即可。

功效：活血化瘀，化痰软坚。

食用注意：不宜生食，不宜过量食用，易产生中毒症状；风寒咳嗽者及湿热酿痰致咳者勿食；中寒吐泻及病后体弱者忌食。

八、柳叶牛膝烧鸡

材料配方：家鸡1只，柳叶牛膝（连根）5～12g，老姜、老酒、老抽、盐适量。

做法：柳叶牛膝（连根）水泡待用，家鸡杀净切块，沸水汆过后再入砂锅生炒至油出，放入老姜、老酒、柳叶牛膝，加适量水武火煮沸，文火炖熟，加老抽、盐调味即可。

功效：活血散瘀，祛风利湿。

食用注意：中气下陷者、脾虚泄泻者、下元不固者、梦遗滑精者、月经过多及孕妇均勿食。

第六节　化痰类

一、莨芝鸡煲

材料配方：鸡肉 500g，莨芝根 30g，蒜、洋葱、料酒、老抽、盐等。

做法：鸡肉用老抽、酒、盐腌制备用，莨芝水泡过夜；砂锅烧热后放入蒜、洋葱炒香，再放入鸡肉、莨芝汤水文火炖熟即可。

功效：止咳化痰，舒筋活络。

食用注意：孕妇忌服。

二、香酥鼠麴草饼

材料配方：大米粉 500g、糯米粉 1000g、水 100g、新鲜小白蓬 50g、春笋 250g、豆腐干 250g、瘦肉 250g、芹菜 50g。

做法：将小白蓬焯水，浸泡 2 小时，沥干、剁碎。把配料里的其他菜切成小丁混合均匀，入锅中炒至六分熟。再把大米粉与糯米粉按 1∶2 的比例混合，放入剁碎的小白蓬一起和成面团。面团为皮、凉菜做馅包成果子放入蒸锅蒸熟即可。

功效：健脾和胃，利湿祛痰。

食用注意：不宜过量食用，孕妇慎服。

第七节　祛邪类

一、鱼腥草凉菜

材料配方：鱼腥草、鸡丝、姜、辣椒、盐、醋、老抽。

做法：将鱼腥草洗净切段用沸水汆过，捞出备用；将鸡丝与鱼腥草、辣椒、酱油、盐、醋等调味料共拌装盘即可。

功效：清热利尿，祛湿解毒。

食用注意：虚寒、阴证疮疡者、脾胃虚寒者不宜服用。

二、虾皮炒鱼腥草

材料配方：鱼腥草、虾皮适量、油、姜、蒜、精盐、老酒等。

做法：油锅加热后加入姜、蒜、虾皮先炒香，再加入鱼腥草（切小段）翻炒至黄，放入精盐、老酒调味。

功效：清热利尿、健脾润肤。

食用注意：阴证疮疡者、脾胃虚寒者不宜服用。

三、鱼腥草煲猪肺

材料配方：鱼腥草 15 ~ 25g、猪肺 200g、食盐少许。

做法：猪肺切块，用手挤洗去除泡沫，鲜鱼腥草切段。加清水适量煮汤，用食盐少许调味，饮汤食肉。

功效：清热解毒、降火止咳。

食用注意：阴证疮疡者、脾胃虚寒者不宜服用。

四、鱼腥草凉茶

材料配方：鱼腥草（干）15～25g、山泉水或井水适量。

做法：鱼腥草洗净用山泉水入锅文火煮20～30分钟，温凉后多次饮用；

功效：清热解毒、预防感冒。

食用注意：阴证疮疡者、脾胃虚寒者不宜服用。

五、苦菜汤

材料配方：苦菜（鲜）、猪肉适量、姜、精盐。

做法：苦菜余过待用，先煮肉汤，后放苦菜，片刻后起锅即可。

功效：清热解毒、补虚健体。

食用注意：脾胃虚寒者不宜食用，不与蜜食同时食用。

六、炒苦菜

材料配方：苦菜（鲜）、食用油、精盐适量。

做法：油锅烧热后放入苦菜（先余）翻炒，加精盐调味即可。

功效：清热解毒，化瘀排脓。

食用注意：脾胃虚寒者不宜食用，不与蜜食同时食用。

七、爆炒马齿苋

材料配方：马齿苋（鲜）250g，食用油、精盐等调味品。

做法：马齿苋洗净切段，油锅加热 3 成放入马齿苋爆炒 1~2 分钟、加盐调味。

功效：清热解毒，利湿通淋。

食用注意：脾胃虚寒者不宜服用，孕妇忌食；不与甲鱼同时食用。

八、豆瓣酱凉拌马齿苋

材料配方：马齿苋（鲜）250g、豆瓣酱等调味品。

做法：马齿苋洗净切段，先用清水煮 1~2 分钟捞起，油锅加热 3 成后放入姜、蒜、豆瓣酱等炒匀作浇头。

功效：清热解毒，凉血止血。

食用注意：脾胃虚寒者不宜服用，孕妇忌食；不与甲鱼同时食用。

九、炒猪儿菜

材料配方：猪儿菜（鲜）200g，食用油、盐适量。

做法：鲜嫩猪儿菜 200g 洗净切段，油锅加热后放入猪儿菜生炒至熟，加盐调味即可。

功效：健脾消食，清热利湿。

食用注意：味微苦，小儿少食。

十、麻叶糕点

材料配方：糯米粉 5000g，麻叶 1000g，盐 20~30g。

做法：将麻叶加盐同糯米粉一起打制，使两者充分糅合，上笼蒸熟后取出，放入踏对再一次打制，最后用麻绳割成小块，用模子印上花纹即可，吃前可再加热。

功效：清热利湿，定喘安蛔。

食用注意：有小毒，不宜过量食用。

十一、食凉茶

材料配方：柳叶蜡梅或浙江蜡梅嫩叶。

做法：将柳叶蜡梅或浙江蜡梅嫩叶洗净晾干，锅加热后放入蜡梅嫩叶小火翻炒，炒至焦香显露、枝梗金黄盛出，待冷却后储存，每次食用前用开水泡制。

功效：解暑生津、开胃散郁。

食用注意：孕妇慎服。

十二、油柴烧兔

材料和配方：兔1只、油柴30～50g，姜、盐等调料。

做法：兔洗净切块，沸水焯去浮沫，锅内加少许食用油炒黄；再加姜、料酒、油柴汤水等小火慢炖，煮熟后用盐、老抽等调色调味。

功效：祛风利湿，补中益气。

食用注意：咽喉肿痛、眼睛红肿者慎食。

十三、荠菜蜜枣汤

材料配方：鲜荠菜90g，蜜枣5～6枚。

做法：以上食材加清水3碗煎至1碗，去渣饮汤。

功效：健脾消食，和肝养阴。

食用注意：有实火、邪热者勿食，中寒有痞者忌服。

小贴士：荠菜吃法荤素烹调皆可。如清炒、煮汤、凉拌、包饺子、做菜饼及豆腐丸子等，都使人感到清香可口，风味独特。最好不要加蒜、姜、料酒来调味，以免破坏荠菜本身的清香味。

十四、鲜耳朵草炒蛋

材料配方：鲜耳朵草 15～30g，鸡蛋 2 个，调味料。

做法：鲜耳朵草洗净切碎，与鸡蛋同炒，炒熟调味即可。

功效：清火退热，解毒消肿。

食用注意：脾虚泄泻者勿食，孕妇忌食。

十五、山莓炖猪蹄

材料配方：尖叶扭根 50g，猪蹄 1 个，调味品适量。

做法：尖叶扭根煮洗净切碎备用，猪蹄洗净切块，焯水、去浮沫，与生姜、蒜同炒至焦黄，加入尖叶扭根翻炒，再加入适量清水小火慢炖，煮熟调味后即可，食肉喝汤。

功效：祛风除湿，活血止血。

食用注意：肾虚火旺、小便短赤者不宜食用，孕妇慎用。

十六、苦参烧猪脚

材料配方：苦参(鲜)4.5～9g，猪脚 1000g，调味品等。

做法：苦参洗净切片备用，猪脚切小块入沸水焯去浮沫并炒干，加姜、酒、老抽、苦参、清水适量烧烂，再加盐、蒜苗调色调味。

功效：清热燥湿，利尿杀虫。

食用注意：脾胃虚寒者勿食，不与藜芦、贝母、菟丝子同时食用。

十七、大叶冬青蜂蜜茶（苦丁茶）

材料配方：大叶冬青、蜂蜜适量。

做法：大叶冬青洗净晾干，锅加热后放入炒至清香，待冷却后储存，每次食用前与适量蜂蜜共同用开水泡开，饮服。

功效：疏风清热，除烦止渴。

食用注意：脾胃虚寒、肠滑泄泻者不宜食用。

十八、鸭掌柴烧鹅

材料配方：鹅半只，鸭掌柴30g，调味佐料等。

做法：鸭掌柴洗净煎汤备用，鹅洗净切块，过沸水去浮油，爆炒后加红酒、姜、蒜、老抽、盐，再加鸭掌柴汤水大火烧沸，再用小火慢煮，煮熟后调味即可。

功效：祛风除湿，舒筋活络。

食用注意：孕妇忌食。

十九、芫荽炒蛋

材料配方：芫荽15g，鸡蛋2个，盐少许。

做法：芫荽洗净切碎，与蛋液混合均匀，加入少许盐调味，油锅加热后放入炒黄即可。

功效：发表透疹，消食开胃。

食用注意：因热毒壅盛而非风寒外来所致的疹出不透者忌食；小儿麻疹已经透发后不宜食用。

二十、天胡荽烧猪肚

材料配方：猪肚 500g，天胡荽 50g，姜、蒜、盐等。

做法：猪肚洗净切片，下油锅加姜、蒜、盐，将肚片炒香，再加天胡荽和清水烧熟即可。

功效：清热利湿，解毒消肿。

食用注意：有小毒，不宜过量食用。

二十一、天胡荽炒蛋

材料配方：天胡荽适量，鸡蛋 2 个，盐少许。

做法：将天胡荽洗净切碎，与蛋液混合均匀，加入少许盐调味，油锅加热后放入炒黄即可。

功效：清热利尿，解毒消肿。

食用注意：有小毒，不宜过量食用。

二十二、生炒水芹菜

材料配方：水芹菜 200g，食用油，精盐。

做法：水芹菜洗净切段，油锅加热后放入水芹菜爆炒至熟，加适量精盐即可。

功效：清热利湿，平肝安神。

食用注意：脾胃虚寒、肠胃虚弱者不宜食用，不与寒性食物如菊花、螃蟹等同时食用。

二十三、大青肉汤

材料配方：条肉 200g，姜、酒、盐、大青适量。

做法：大青洗净备用，将条肉切块、焯水、去浮沫，小火慢炖 50 分钟左右，加入姜、酒、盐等调味，肉汤烧熟后盛出，再放入大青烫熟即可。

功效：清热解毒，凉血止血。

食用注意：脾胃虚寒者不宜食用。

二十四、生炒大青

材料配方：大青适量，肉油、盐少许。

做法：大青先过沸水备用，油锅烧热后加入大青生炒，加精盐调味即可。

功效：清热解毒，凉血止血。

食用注意：脾胃虚寒者不宜食用。

二十五、豆瓣酱拌绿豆腐

材料配方：绿豆腐 1 块，豆瓣酱适量。

做法：锅里加适量水、盐少许，水开后把绿豆腐切小块下锅烧 1~2 分钟，起锅后加入豆瓣酱拌匀即可。

功效：清热解毒，祛暑降温。

食用注意：脾胃虚弱者不宜食用。

二十六、梅干菜烧绿豆腐

材料配方：绿豆腐 1 块、梅干菜 1 小把、蒜瓣数个、油适量、盐少许。

做法：梅干菜冲洗后滤干，蒜瓣切片，炒锅里放适量油烧热，放入蒜瓣煸香后放入梅干菜一起翻炒出香味，往锅里加适量水，等水开以后将绿豆腐下锅，放适量盐，烧开后再煮2~3分钟即可出锅。

功效：清热解毒，防暑降温。

食用注意：脾胃虚弱者不宜食用。

二十七、臭牡丹烧老鸡

材料配方：臭牡丹根适量，老鸡1只，调味品等。

做法：臭牡丹洗净煎汤备用，老鸡洗净焯水后入锅炒干，放入调味品调味，再加入臭牡丹药汤小火慢熬煮熟即可。

功效：祛湿止痛，清热解毒。

食用注意：体弱多病者及孕妇慎用。

二十八、憨驴菜肉汤

材料配方：五花肉250g、憨驴菜（鲜）500g、姜、酒、盐等。

做法：先将肉焯水后快炒出油，放入姜、酒、盐炒香，加适量水烧成汤锅，憨驴菜洗净后放入热汤中，边烫边吃。

功效：清热利湿，解毒消肿。

食用注意：体虚气弱者及孕妇忌食，不与参类同时食用；有小毒，不宜过量食用。

二十九、憨芦干烧笋

材料配方：憨芦干200g，苦笋适量，姜、蒜、盐等。

做法：憨芦干水泡过夜备用，苦笋洗净切块，油锅加热放入姜、蒜、盐炒香后，加苦笋、憨芦干、适量水煮熟即可。

功效：祛风止痛，杀虫祛痰。

食用注意：体虚气弱者及孕妇忌食，不与参类同时食用；有小毒，不宜过量食用。

三十、腌菊芋

材料配方：菊芋 500 g，精盐适量。

做法：菊芋洗净，放入瓦缸内，放一层菊芋撒一层盐，然后倒入适量清水。一天后倒缸一次，之后每两天倒缸一次，约 15 天后即可食用。

功效：清热解毒，凉血消肿。

食用注意：不宜多食，不与鸡蛋同时食用，血糖高者及孕妇注意服用食量。

三十一、菊芋粥

材料配方：菊芋块茎 100g，大米 100g，食盐、香油适量。

做法：菊芋洗净切碎，大米淘洗干净后加水适量同煮成粥，调入食盐、香油后食用。

功效：清热解毒，凉血止痛。

食用注意：不宜多食，不与鸡蛋同时食用，血糖高者及孕妇注意服用食量。

三十二、素炒菊芋

材料配方：菊芋 250g，肉丝、调味品适量。

做法：菊芋沸水汆后备用，油锅加热放入肉丝爆炒 1~2 分钟，再加入菊芋和调味品拌匀即可。

功效：清热凉血，消肿止痛。

食用注意：不宜多食，不与鸡蛋同时食用，血糖高者及孕妇注意服用食量。

三十三、素炒马兰

材料配方：马兰(鲜嫩叶)250g，调味品适量。

做法：马兰沸水焯后备用，油锅加热后放入葱、姜、蒜爆炒1~2分钟，再加入马兰拌匀调味即可。

功效：清热利湿，解毒消肿。

食用注意：孕妇慎服。

三十四、白子菜蛋花汤

材料：白子菜(鲜嫩叶)400g、鸡蛋2个、生姜3片。

做法：白子菜洗净晾干，鸡蛋去壳，拌打均匀。在锅中加入约5碗清水量和生姜3片，武火烧沸后，加入白子菜滚沸，徐徐加入蛋液，加入少许麻油和适量食盐便可。

功效：清热解毒，凉血止血。

食用注意：腹泻、体质虚寒者勿食，孕妇及婴幼儿慎用；有小毒，不宜过量食用。

三十五、酸菜烧苦笋

材料配方：酸菜200g、苦笋200g、姜、蒜、盐等。

做法：苦笋水泡过夜切小段备用，酸菜洗净切碎，油锅烧三成热后放入姜、蒜、盐炒香，再加酸菜、苦笋翻炒至熟即可。

功效：清热除烦，利水除湿。

食用注意：不宜多食、空腹食用；过敏体质者、老年人、婴幼儿慎食；不与寒凉性食物同时食用。

三十六、苦笋干煲肉

材料配方：三层肉 200g、苦笋干 200g、姜、酒、盐。

做法：苦笋干清水泡过夜，三层肉切小块焯去浮沫炒至油出，放入姜、酒、盐、笋干烧烂出锅即可。

功效：清热除烦，利水除湿。

食用注意：不宜多食、空腹食用；过敏体质者、婴幼儿慎食；不与寒凉性食物同时食用。

三十七、白马骨烧兔

材料配方：白马骨，兔肉，酒、姜、盐等。

做法：白马骨洗净煎汤，兔洗净切块，沸水焯去浮沫，锅内加少许食用油炒黄；再加姜、料酒、白马骨汤水等小火慢炖，煮熟后用盐、老抽等调色调味。

功效：祛风利湿，清热解毒。

食用注意：阴疽患者忌食。

三十八、苦槠干烧猪脚

材料配方：猪脚 250g、苦槠干 50g、姜、红酒、食盐等调味料。

做法：苦槠干开水浸泡 1 小时备用，猪脚切成段或块，猪脚先焯水去浮油炒干，加调味品烧八成熟后，再加苦槠干烧 5 分钟，出锅后加入少量味精即可。

功效：清热解毒，补益脾胃。

食用注意：阴虚肠燥、气机不畅便秘者勿食。

三十九、苦槠干炒肉片

材料配方：瘦猪肉 50g 切成片，苦槠干 25g（水煮软化），植物油、姜、蒜、辣椒、红酒、食盐等。

做法：在热锅中倒入底油，下姜片，瘦肉片煸炒片刻，然后放入苦槠干、蒜、辣椒再炒，加适量料酒、食盐、味精翻炒均匀即可出锅。

功效：化浊降脂，涩肠止泻。

食用注意：阴虚肠燥、气机不畅便秘者勿食。

四十、山油麻肉汤

材料配方：山油麻（鲜）500g，条肉半斤，姜、料酒、盐等调味品。

做法：山油麻过沸水 1～2 分钟待用，条肉洗净焯水，烧汤做成火锅，山油麻烫肉汤，边烫边吃。

功效：清热利湿，凉血解毒。

食用注意：有小毒，不宜过量食用；孕妇及体弱者勿食。

四十一、苦娘头瘦肉汤

材料配方：苦娘头（鲜），适量猪肉，姜、精盐。

做法：苦娘头过沸水 1～2 分钟待用，猪肉洗净焯水、烧汤，最后放苦娘头片刻起锅。

功效：清热解毒，祛痰凉血。

食用注意：脾胃虚弱者宜少食。

四十二、炒苦娘头

材料配方：苦娘头（鲜），精盐、葱、姜、蒜、等调味料适量。

做法：苦娘头沸水汆后备用，油锅加热后放入葱、姜、蒜爆炒 1~2 分钟，再加入苦娘头拌匀调味即可。

功效：清热解毒，利尿通淋。

食用注意：脾胃虚弱者宜少食。

四十三、生炒蒲公英

材料配方：蒲公英（鲜嫩）80g，葱、姜、蒜等调味料适量。

做法：蒲公英洗净切段，沸水汆后备用，油锅加热后放入葱、姜、蒜爆炒 1~2 分钟，再加入蒲公英拌匀调味即可。

功效：清热解毒，利尿散结。

食用注意：不宜过量食用，过量可致缓泻；不与麻黄根、金银花同时食用。

第六章　临证虚实状态与畲族药膳选择

　　中医学认为，人体状态是指在人的生命过程中，在内外因素的影响下，人体脏腑、经络、气血所产生的与之相适应的调整而形成的生命态，它是对生命时序连续变化过程的动态概括❶，是可以观察和识别的状况、态势和特征的外在证候表现。《素问·调经论》中将人的健康状态定义为"阴阳匀平，以充其形，九候若一，命曰平人。"阴阳平衡状态受人体内外因素的调节，如果外在的刺激或体内的应激超过了阴阳的调节能力，人体的脏腑、经络、气血的功能出现了偏向，则阴阳处于失衡状态，表现为气血、阴阳、寒热的偏向状态，经长期的临床观察，结合中医虚实理论，将临床状态分为气滞、血瘀、痰阻、热积、气虚、血虚、阴虚、阳虚八大中医证候群。畲族药膳是畲族人民常用的一种健康保健手段，畲族人民在长期的社会实践中，结合当地特殊的地理环境，针对人体气、血、精、神的偏向状态，选择相应的药膳进行干预调理，以期达到防病治病的目的。

---

❶ 李灿东，纪立金，鲁玉辉，等.论中医健康认知理论的逻辑起点.中华中医药杂志，2011，26（1）：109–111.

第一节　虚证

一、气虚

气虚是因机体活动能力的不足或减弱，而出现一组以神疲乏力、少气懒言、动则气促、食欲不振、大便溏泄等为特征的偏虚状态。

1. 证候特征

气虚多由肾气亏虚、肺脾气虚、劳累过度或久病不复等因素引起，导致肺脾肾等脏腑功能不足或减退，气化不足，表现为身体虚弱、四肢乏力、面色苍白、呼吸短促、头晕、动则汗出、语声低微及舌质淡红苔薄白等证候群。

2. 药膳

气虚状态由脾肾肺三脏功能下降导致，故在药膳的选择与配伍上，应以中医学的整体观和辨证论治为原则，结合畲族药膳理论，进行心、肝、脾、肺、肾整体调理，使机体有规律地自我更新、自我复制、逐渐恢复元气。《诸病源候论·五脏六腑病诸候》："脾气不足，则四肢不用，后泄，食不化，呕逆，腹胀肠鸣，是为脾气之虚也。"如因脾气虚会出现四肢乏力、腹胀、饮食不消化、大便不畅为主要表现的人群，在药膳食材与药材的选择需以补脾益气为主，佐以补肾益肺，常用的补气药物有乌饭叶等，以乌饭为代表药膳。

二、血虚

血虚是因血液亏虚，不能濡养脏腑、经络、筋肉、关节，而表现出面色萎黄、唇甲苍白等证候的偏虚状态。

1. 证候特征

饮食不调，劳倦过度，情志不遂，失血过多，久病不愈或素体虚弱等均可导致血虚，出现面色苍白，唇色爪甲淡白无华，头晕目眩，肢体麻木，筋脉拘挛，心悸怔忡，失眠多梦，皮肤干燥，头发枯焦，以及大便燥结，小便不利，妇女月经量少、色淡、后期或经闭，脉细舌色淡白或萎黄等证候群。

2. 药膳

血虚多因脾胃虚弱而起，脾胃为后天之本、气血生化之源，脾胃健运则气血生化有源，所以往往通过健脾补血的药膳达到补血调偏的目的。《灵枢·决气》云："中焦受气取汁，变化而赤，是谓血。"《证治准绳·幼科心脏部二·痘疮'气血'》说："脾胃者，气血之父也；心肾者，气血之母也。"若饮食不节或肝胆之病横犯脾胃，致脾胃功能减弱，精微不足，生血无源，久而久之也可出现血虚。血虚亦能进一步引起其他脏腑功能失常。正如李东垣在《脾胃论》所指出的："胃气者，谷气也，营气也，胃虚则五脏六腑、十二经、十五络、四肢皆不得营运之气，而百病生焉。"在药膳的选择上需注重健脾养胃，佐以滋养肝阴，常用药材何首乌、金针菜、黑芝麻、当归等，畲族药膳可选择何首乌煲牛肉、金针菜烧鸡、金针菜瘦肉粉皮汤、金针菜肉饼等。

三、阴虚

阴虚是人体阴液亏少，其滋润、濡养功能减退，以口干舌燥、小便短黄、大便干结等表现为特征的偏虚状态。

1. 证候特征

阴虚多因热病后、或杂病日久伤耗阴液，或因五志过极、房事不节、过服温燥之品等使阴液暗耗而致阴液亏少。机体失去凉润、滋养物质，可见低热、手足心热、午后潮热、盗汗、口燥咽干、心烦失眠、大便干结，舌红少苔，脉细数等证候群。

2. 药膳

阴虚常见有肺阴虚证、心阴虚证、胃阴虚证、脾阴虚证、肝阴虚证、肾阴虚证等，《古今医彻》"夫阴寒者。肾中之真火衰也。阴虚者。胃中之真水亏也。真火衰。则有寒而无热。真水亏。则有热而无寒。经曰。阴虚则发热是也。世或不察。见其发热。动曰伤寒。舛误悖谬。莫可言状。殊不知与伤寒二字。绝不相干。试诊其脉。则不紧而数。不实而虚。验其症。或头目眩晕。或引衣倦卧。或腰腿酸疼。或渴喜热饮。身虽热而未尝恶寒。不喜食而未尝胀满。询其因。非酒色过纵。必大劳大病后。不能谨欲。乃致此。"因此，在畲族药膳的选择上应辨别阴阳，以状态调整理论为指导，予以滋阴润燥之品，常用的滋阴药物有百合、枸杞子、黄精、白芨、茭白等，畲族药膳可选择红烧茭白、油焖茭白、茭白红烧肉、百合香米粥、百合猪肺汤、百合鸡子汤、百合煨肉、黄精炖鸡、黄精炒木耳、白芨烧猪棒骨、生炒白芨等。

四、阳虚

阳虚是指人体阳气亏虚，无法温煦周身，以畏寒、肢冷，腰膝酸软或冷痛等症状为主的偏虚状态。

1. 证候特征

人体处于阴阳平衡状态，受各种外界因素影响，若先天禀赋不足，或后天失养，或劳倦内伤，或久病损耗阳气等，易导致机体阴阳消长失去平衡，其中阳偏衰者，为阳虚，表现为畏寒、肢冷、腰酸冷痛、喜热喜暖、小便清长频数、舌质淡胖苔白，脉沉迟等症状，以"冷、痛"为特征。

2. 药膳

阳虚以心阳、脾阳、肾阳的虚衰之证为常见，其中肾阳为诸阳之本，肾阳虚多见且也是最为重要的。《类证治裁》里云："力也。凡此皆属标，而肾虚为本，详其治法。肾虚痛者，多由房欲，但察其既无表邪，又非湿热；或年力衰颓，或情志怫郁；或行立不支，而坐卧少可；或疲倦无力，而动劳益甚；或面色惨晦，脉候虚微，皆肾经不足也。但肾阳虚者，脉微无力，小便清利，神疲气短，宜益火之源。"阳虚状态多见肾阳虚，畲族人民在选择药膳调整阳虚状态时，往往选择生长在向阳一面的阳性药材，配以羊肉、牛肉等偏阳性的食材，以寒热互补为原则，根据个体体质阳虚偏颇的程度，药膳原料配以合理的配伍比例，多选用花椒、干姜、牛肉等原料，以干姜牛肉汤为代表。畲族药膳可以选择白鸡骨草炖童子鸡等。

第二节　实证

一、气滞状态

气滞是一种因气机阻滞、运行不畅，而具有胀闷疼痛、情志不畅等表现的偏实类状态。

1.证候特征

肝气郁结上犯肺气，则干咳不舒；横逆犯胃，则胃脘部胀痛、泛酸呃逆等；多表现为心情急躁易怒、胃部胀满不适、善太息、皮表肿块，女性时有乳房胀痛，舌质淡，时有瘀斑瘀点，苔薄白，脉弦或涩等证候。

2.药膳

气滞状态多因长期心情抑郁，脏腑机能障碍，气血一时失于畅通而形成，常以疏肝理气、行气通络的药膳通畅气机、调达气血。《临证指南医案》中有提到"据云左胁内结瘕聚。肝木侮胃。明系情怀忧劳。以致气郁结聚。久病至颇能安谷。非纯补可知。泄厥阴以舒其用。和阳明以利其腑。药取苦味之降。辛气宣通矣。"在对气滞状态进行调理时，往往多选择芳香行气、疏肝理气的药物，代表的药物有白果、小香勾、橘皮、襄荷等，畲族药膳可以选择白果全鸭、小香勾烧鸡、小香勾红烧猪脚、小香勾老鸭煲、山苍籽蒸猪肠、芥菜烧腌肉火锅、腌襄荷、生炒襄荷等。

二、血瘀状态

血瘀状态是一种因瘀血内阻而导致疼痛、肿块、出血、局部颜色紫黑等症状的偏实类状态。

1. 证候特征

血瘀状态多表现为刺痛、痛久拒按、固定不移、常在夜间痛甚，面色黧黑，或唇甲青紫，或皮下紫斑，或肌肤甲错，或腹露青筋，或皮肤出现丝状红缕，或舌有紫色斑点、舌下络脉曲张，脉多细涩或结、代等。其中以固定刺痛、肿块、瘀血色脉为主要表现。

2. 药膳

血瘀是由多种内外因导致的，外因以外邪及外伤为主，内因常见于情志、久病、年老、饮食不节、气血津液运行失常等，应予以活血化瘀的药膳，以达到化瘀通络的目的。明代的李中梓在《医宗必读》中指出"血实则瘀，轻者消之，重者行之，更有因气病而及血者，先治其气；因血病而及气者，先治其血。"《医林改错·黄芪赤风汤》中认为"周身之气通而不滞，血活而不留瘀，气通血活，何患疾病不除"。因此，在选择药膳材料时应注重活血行气，以魔芋、山楂、桃仁、槐花、蕨丝等为原料，畲族药膳可以选择白鸡骨草炖童子鸡、蕨丝冷盘、清炒蕨丝、寒扭根炖猪蹄、红百鸟不宿烧猪蹄、红百鸟不宿煮猪夹心肉、魔芋豆腐、凉拌银耳魔芋、柳叶牛膝烧鸡等。

三、痰阻状态

痰阻状态是痰浊停聚或流窜于脏腑、组织之间，具有痰多、胸闷、呕恶、眩晕、体胖、包块等症状的偏实状态。

1. 证候特征

痰阻状态有痰多质稠，胸脘满闷，纳呆呕恶，头晕目眩，或神昏癫狂，喉中痰鸣，或肢体麻木，大便欠畅，舌苔白腻，脉滑等症状，以痰、闷、呕为特征。

2. 药膳

痰阻多因饮食不节，嗜食肥甘厚味，脾胃功能失调，或气机失调，水湿津液停聚，久则化热灼津为痰。痰可随气串流全身，至肺则咳痰黏稠，停于胃则呕恶纳呆，上聚脑目则头晕目眩，蒙蔽心神则癫狂痴痫，流窜经络则包块丛生，所到之处变生诸病。如《明医杂著·痰饮》所曰："痰属湿热，乃津液所化。"《丁甘仁医案》："胸闷不思饮食，舌苔腻布，脉象弦滑，弦为少阳之脉，滑为痰湿之征。邪伏少阳，痰湿阻于募原，无疑义矣。今拟清脾饮加减，和解枢机，蠲化痰湿。软柴胡（一钱）仙半夏（二钱）酒黄芩（一钱）制小朴（八分）煨草果（八分）细青皮（一钱）生甘草（四分）六神曲（三钱）鲜佩兰（二钱）"治宜健脾祛痰，在药膳的选择上需以和胃祛湿理论为指导，予以茯苓、桔梗、薏苡仁等为主的原料。畲族药膳可选择莨芝鸡煲、香酥鼠麴草饼等。

四、热积状态

热积状态是邪积状态的主要表现状态之一，是热邪淤积在内，耗伤津气，具有发热、口渴、烦躁不宁等症状的偏实类状态。

1. 证候特征

热积多表现为心急，脾气暴躁，发热，口渴喜饮冷水，怕热拒光，大便干结，小便黄赤，饮食可，睡眠心烦难以入睡，舌质红少苔等证候，以"热、干"为特征。

2. 药膳

热积多因外感热暑之邪气，犯于心肺或胃肠；或过食肥甘厚味，脾胃运化不足，与内热互结，蕴于胃肠；或肝气不畅，郁久化热。《素问·至真要大论》云："诸热瞀瘛，皆属于火（心）；诸痛痒疮，皆属于心（火）；诸厥固泄，皆属于下；诸痿喘呕，皆属于上；诸禁鼓栗，如丧神守，皆属于火；……诸逆冲上，皆属于火；诸胀腹大，皆属于热；诸躁狂越，皆属于火；……诸病有声，鼓之如鼓，皆属于热；诸病胕肿，疼酸惊骇，皆属于火；诸转反戾，水液浑浊，皆属于热；……诸呕吐酸，暴注下迫，皆属于热。"治宜清热泻火，《症因脉治》曰"膏粱积热，栀连二陈汤、清胃汤。热气聚于脾中者，栀连戊己汤。木火乘脾者，龙胆泻肝汤。"在药膳的选择上应以证候群为辨病辨证依据，明确病位，以药物与食材性味理论为指导，择以清热祛火消积之品，如憨芦菜、鱼腥草、苦菜、马齿苋、大青、菊花、蒲公英等。畲族药膳可选择的有鱼腥草凉菜、虾皮炒鱼腥草、鱼腥草煲猪肺、鱼腥草凉茶、苦菜汤、炒苦菜、爆炒马齿苋、豆瓣酱凉拌马齿苋、麻叶糕点、炒猪儿菜、鲜耳朵草炒蛋、苦参烧猪脚、大叶冬青蜂蜜茶（苦丁茶）、天胡荽烧猪肚、大青肉汤、生炒大青、豆瓣酱拌豆腐柴、梅干菜烧豆腐柴、憨芦菜肉汤、腌菊芋、菊芋粥、素炒菊芋、素炒马兰、白子菜蛋花汤、酸菜烧苦笋、苦笋干煲肉、三脉紫菀瘦肉汤、炒三脉紫菀、生炒蒲公英等。

五、结语

　　畲族药膳是畲族医药的重要组成部分，畲族人民口口相传、沿用直今。畲族药膳立足于畲族药膳理论，从民族医药原创思维出发，以平衡人体状态为目的，根据人体不同状态，在畲族药膳理论与中医药膳、治未病等理论的指导下，精准辨证辨态辨体，精选药材与食材，精心配制药膳，进行个体化干预调理，达到人体健康平衡状态。未来需应用现代高新技术，对其深入研究，开发畲医特色食疗药膳并使其更科学化。倡导畲医特色食疗药膳文化发扬传统优势，具有广阔前景。

下篇

畲族药膳研究

第七章　国内研究概况

畲族药膳研究论文摘要和评述

一、畲药药食同源植物品种和药膳食谱调查

【作者】邱胜平

【出处】中国民族医药杂志，Journal of Medicine and Pharmacy of Chinese Minorities，2016，22（8）

【页码】56-58

【摘要】本调查采用问卷调查的方式，调查员在县域范围内所有畲族行政村进行上门访问采集数据。基本摸清景宁畲族自治县畲药药食同源植物品种和药膳食谱。采集的资料通过分析、整理和专家论证，确定畲族民间畲药药食两用植物品种50个，药膳食谱86个。

二、福州地区畲族医药情况简述

【作者】李丹，林娟

【出处】中国畲族医药学术研讨会论文集

【年份】2015

【页码】196-197

【摘要】畲族是我国人口较少的民族之一，其中90％以上居住在福建、浙江的广大山区。畲族人民为谋求生存繁衍，在特定的历史条件和环境下，在长期与疾病的斗争中，积累了丰富的防治疾病经验，逐步形成了具有特色的畲族医药。笔者凭借课题《畲族民间药膳食疗的调查研究》的研究机会，对福州市畲族村的历史、现状、畲医药进行了调研。调查发现畲族医药有以下特点：单线传艺、畲医多有专长、善用青草药、常用草药药膳调理、重视预防医学。目前畲族医药学面临着后继乏人、濒临失传的危险，希望能采取有力措施，积极抢救畲族医药工作者的学术经验，做好畲族医药的挖掘、继承、整理、研究、提高工作，发扬民族文化，促进民族团结。

三、畲族民间常用药膳举隅

【作者】朱美晓，鄢连和

【出处】2014全国畲族医药学术研讨会论文集

【页码】78-80

【摘要】畲族药膳涉及内、儿、外、妇、眼、五官、肛肠、骨伤科等，既有用来治疗、预防疾病的，也有用于增强体质、益寿延年的，使用面甚广，且几乎家家户户都在应用，平时食用家禽家畜配用青草药，逢年过节炖鸡煮鸭也加入青草药。畲族药膳以防为主，强调未病先防，注重以脏补脏，注重冷热属性（体质、药性），重视忌口；绝大多数采用禽畜等陆生动植物，用药讲究新鲜，且用药剂量较大，重视药引的作用，多用于治疗慢性病。

四、开发畲族民间药膳、食疗的窥管之见

【作者】宋纬文

【出处】2013年药膳学术年会论文集

【页码】134–136

【摘要】文章阐述了畲族民间药膳、食疗的特点，其民间药膳、食疗是世代相承而流传下来的，历史十分悠久，其注重以脏补脏、以脏治脏，同时注重季节性，畲族多居住山区，中草药资源丰富，这保证了药物的质量。医药工作者深入重点畲乡畲村，对民间应用药膳、食疗防病治病作专题调查，以发掘更多的药膳、食疗方供筛选。作者提出，运用一切有效的舆论工具，大力宣传畲族民间药膳、食疗经验，让其走向社会、融入社会，并对已经过筛选的畲族民间药膳、食疗方要名正言顺地引进综合性医院、中医院及基层卫生院，作为防病治病的一个重要手段，同时要创造条件，让畲族民间药膳堂而皇之地登上大雅之堂，要发掘、继承、研究畲族民间药膳、食疗方的组方原则、烹调经验，在保留"原汁原味"的基础上，做到有所发现，有所进步，促进健康发展，更上一层楼。

五、浙江畲族民间药膳资源调查与分析

【作者】朱美晓，鄢连和，杨婷婷

【出处】中国畲族医药学术研讨会论文集

【页码】27–31

【摘要】目的：通过挖掘、整理浙江畲族民间药膳资源，对资源现状开展分析研究。方法：采用文献整理、民间走访等方法，收集浙江畲族民间药膳组方，对收集到的药膳组方进行深入剖析。结果：浙江畲族民间药膳资源丰富，其流传区域较窄，目前仅满足畲族民间自给自足，尚待开发利用。结论：畲族民间药膳发展受政治、经济、文化等各方面的因素影响，但不乏地方、民族特色；畲族药膳资源的开发利用应合理利用自身优势，其开发利用前景广阔。

六、福建畬族药膳食疗养生刍议

【作者】黄智锋，华碧春

【出处】中国畬族医药学术研讨会论文集

【页码】180-181

【摘要】畬族医药源于实践，以食平疴是畬族群众用药专长。本文从预防为主、补益同重、善用鲜品、食疗药引等几个方面介绍了福建畬族特色的药膳食疗养生，并展望了畬族药膳食疗的发展前景。

七、福州畬族民间药膳初探

【作者】李丹，刘玉凤，林娟

【出处】中国畬族医药学术研讨会论文集

【页码】182-186

【摘要】畬医药是祖国医药学宝库中的一个重要组成部分。缘于畬族医药的传承多是耳提面命，口传心授，没有完整的文字记载资料，畬医药资源面临着失传的危险。畬族人民善于运用畬药药膳防病治病。因此，抢救、整理畬药药膳，传承畬药药膳以造福人类，已成当务之急。福建是全国畬族聚居地区之一，为查清福州市畬药药膳的使用情况，对福州畬药的民间应用情况进行了调查和研究。通过调查将资料进行分析总结发现畬药药膳以下用药特点：畬药来源多是就地取材；药物药性较平和，多甘、淡，多用于预防、保健，且疗效独特；药膳讲究食借药威、药助食性，药食相配，兼具口感和药效，被广泛应用；药膳中药的使用量较大，且药味较少，多使用单味药，疗效更确切。

八、福安畲药——闾山竹的药材基源种属研究初报

【作者】王玉华，王淼，钟隐芳

【出处】中国畲族医药学术研讨会论文集

【年份】2015

【页码】163-171

【摘要】福安畲药——闾山竹，别名南方竹、南天竹。畲药闾山竹其功效是具有壮筋骨、益精髓、补精气；舒筋活络、跌打损伤、活血化瘀、血筋血路等，在福安及其周边地区农村被广泛应用于治病和药膳。闾山竹在福安被视为上好的药膳之药材，社会消费量日益增加。为了进一步地开发利用福安畲药——闾山竹，近些年来对福安畲药——闾山竹开展了药材基源种属、生物学特性及其人工栽培技术等方面作一些探索研究。本文就福安畲药——闾山竹药材基源种属研究初报，以供参考和商榷。文章以南天竹与阁山竹形态特征区别为出发点，发现闾山竹药材基源种属与黄精极其相似，故对几种黄精的形态特征进行比较。虽然黄精植物种类繁多，但福安畲药——闾山竹就是黄精植物种群中的一个亚种，或称品种。

九、畲医药资源开发的初步设想

【作者】宋纬文

【出处】第四届全国民族医药学术交流暨《中国民族医药杂志》创刊10周年庆典大会会议论文集

【年份】2005

【页码】183

【摘要】畲医药是祖国医药学宝库中一颗璀璨的明珠，是中华民族宝贵

文化遗产的一部分，充分开发利用资源，是进一步贯彻落实党的民族政策和民族医药政策的需要。笔者根据近年的调查资料，就其资源的开发利用，作一初步设想，窥管之见，旨在抛砖引玉。

十、浅谈景宁畲族自治县养生药膳特点和应用举偶

【作者】麻巧佩，许维丹，沈阳，李丁丁，金路露

【出处】中国保健营养（上旬刊），China Health Care & Nutrition2014，24（7）

【页码】3718

【摘要】通过对景宁畲族自治县常用的各种养生药膳进行收集、整理，归纳当地养生药膳的特点，充实畲医药食疗养生思想和内涵，为该地区养生药膳推广应用和药膳产业发展提供参考。

十一、景宁畲族自治县养生药膳行业发展研究

【作者】麻巧佩，沈阳，李丁丁，金路露，兰凯玲

【出处】商场现代化，Market Modernization2014，（6）

【页码】67-68

【摘要】本文通过文献整理、实地走访、调查问卷等方法，对景宁地区目前的养生药膳市场展开初步调查，对景宁畲族自治县养生药膳行业的发展现状进行了深入剖析，解读制约其发展的瓶颈问题，并针对景宁畲族自治县药膳养生行业的未来发展提出了建议。

十二、畲族药膳疗法拾零

【作者】陈利灿

【出处】中国民间疗法，China's Naturopathy2006，14（1）

【页码】29-30

【摘要】子宫下垂用法：金橘根150g，生黄精50g，小茴根100g，猪小肚（猪膀胱）1个，洗净，加水500mL、米酒500mL，将猪小肚炖熟，分2次服完。

十三、畲药食凉茶的临床应用体会

【作者】叶益平，郑勇飞，叶智

【出处】江西中医药，Jiangxi Journal of Traditional Chinese Medicine2016，47（1）

【页码】26-27

【摘要】食凉茶又称山腊梅，在浙西南、江西等地分布广泛，是畲族最常用的民间药材之一。畲族人民习惯使用食凉茶治疗伤风感冒、消化不良、腹泻、呕吐等疾病，认为本药具有健脾理气、消导止泻、祛风解表等功效。多年来，笔者在临床挖掘和使用食凉茶的过程中亦有点滴体会，今结合个人的经验心得，对畲药食凉茶的药物功效及临床应用加以初步整理。

十四、畲药食凉茶质量标准的研究

【作者】李建良，赵宏伟

【出处】中国民族医药杂志，Journal of Medicine & Pharmacy of Chinese Minorities2007，13（7）

【页码】60-61

【摘要】采用畲族民间用药调查，采集食凉茶原植物标本，鉴定为蜡梅科植物柳叶蜡梅 Chimonanthus salicfolius S.Y.Hu 浙江蜡梅 Ch.zhejiangensis M.C.Liu，研究了采收季节、性状、显微特征、挥发油含量、炮制、性味归经、功能主治、用法用量、贮藏等。系浙江省第一个畲药地方标准。

十五、畲药食凉茶研究进展

【作者】王丽，鄢连和，杨婷婷，吴婷

【出处】中国药师，China Pharmacist2015，（6）

【页码】1004-1006，1026

【摘要】目的：探讨畲药食凉茶的生物学特性与野生资源分布、化学成分、药理作用、临床应用等。方法：通过查阅中国期刊全文数据库（CNKI）、中国生物医学文献数据库（CBM）、万方数据库和维普全文数据库，汇总1989~2014年食凉茶资源分布、化学成分、药理作用及临床应用的相关文献，对食凉茶的研究进展情况进行归纳分析。结果：食凉茶野生资源分布较窄；其主要含有挥发油、生物碱、黄酮等化学物质；食凉茶具有抗氧化、免疫调节、抗菌等药理作用。结论：通过对食凉茶研究进展的阐述，为进一步扩大食凉茶的种植、活性成分、药理作用的研究及临床应用提供了可靠的依据，为食凉茶保健品及其他产品的开发提供了可靠支撑。

十六、畲药食凉调脂汤治疗高脂血症临床观察

【作者】林祖辉，张兆和，鄢连和，郑宋明，李慧珍，任洁

【出处】中华中医药学刊，Chinese Archives of Traditional Chinese Medicine2007，25（10）

【页码】2085-2087

【摘要】目的：探讨畲族医药食凉调脂汤治疗高脂血症的临床疗效。方法：选择高脂血症患者 90 例，随机分为治疗组和对照组。对照组 32 例用中成药脂必妥治疗，治疗组 58 例用畲药食凉调脂汤治疗，疗程均为 2 个月，观察治疗效果。结果：治疗组改善临床症状和血脂指标明显，特别对实症显著，达 95.7%；与对照组比较有极显著性差异（$P < 0.01$），两组治疗高胆固醇（TC）比较具有显著性：差异（$P < 0.05$）；两组治疗后 1 个月内与对照组比较总胆固醇（代）、低密度脂蛋白（LDL-c）差异分别有显著性和极显著性意义（$P < 0.05$ 和 $P < 0.01$），甘油三酯（TG），高密度脂蛋白（HDL-c）两组疗程接近：2 个月后两组无明显差异（$P > 0.05$）。结论：畲药食凉调脂汤具有明显影响脂质代谢，改善临床症状，是治疗高脂血症的有效食疗药方。

十七、畲药食凉茶组方治疗小儿疳证 30 例疗效观察

【作者】袁慧强，张晓芹，雷后兴

【出处】浙江中医杂志，Zhejiang Journal of Traditional Chinese Medicine2020，55（2）

【页码】116

【摘要】小儿疳证是儿科四大病证之一，对患儿的生长发育威胁极大。现代医学所讲的营养不良或者营养性贫血、慢性消化不良等消化类疾病，均可归属于中医学"疳证"的范畴。本观察旨在探讨畲药食凉茶组方对小儿疳证的临床治疗效果。资料一般选自丽水市中医院儿科门诊 2019 年 1～9 月收治的疳证患儿 60 例，诊断标准参考《中医儿科临床诊疗指南·疳证（2017版）》中关于小儿疳证的中医诊断标准。根据患儿就诊顺序采用随机数字表法分组。对照组 30 例中，男 17 例，女 13 例；年龄 1.5～7.0 岁，平均 3.5 ±

1.9 岁。治疗组 30 例中，男 15 例，女 15 例；年龄 1.5～7.0 岁，平均年龄 3.6±2.1 岁。两组性别和年龄比较，无显著性差异（*P*>0.05）。

十八、畲药食凉茶中三种黄酮类成分含量测定的方法学研究

【作者】毛菊华，王伟影，余乐，程科军

【出处】中国药师，China Pharmacist2014，（11）

【页码】1808–1810

【摘要】目的：建立同时测定畲药食凉茶中三种黄酮类成分含量的方法。方法：采用高效液相色谱法测定，色谱柱为 Agilent Zorbax SB-C18 色谱柱（250mm × 4.6mm，5μm）；流动相为乙腈 -0.1% 磷酸溶液，梯度洗脱；流速为 1.0 mL·min^{-1}，柱温 30℃；检测波长 360nm。结果：芦丁、槲皮素和山柰酚的线性范围分别为 0.0409～1.6370 mg·mL^{-1}（*r*=0.9992），0.44～88.00μg·mL^{-1}（*r*=0.9998），0.41～77.63μg·mL^{-1}（*r*=0.9992）；平均加样回收率分别为 99.35%（RSD=1.64%），101.14%（RSD=1.88%），99.69%（RSD=1.92%）。结论：该方法简便易行、快速准确、重复性好，同时可用于测定食凉茶中的芦丁、槲皮素和山柰酚的含量。

十九、畲药食凉茶组方治疗痰湿壅盛型原发性高血压的临床观察

【作者】李清记

【出处】中医临床研究，Clinical Journal of Chinese Medicine2015，7(28)

【页码】73–74

【摘要】目的：探讨畲药食凉茶组方治疗痰湿壅盛型原发性高血压的临床疗效。方法：回顾分析 70 例于我院就诊的痰湿壅盛型原发性高血压患者的临床资料，并观察其临床疗效。结果：观察组患者的临床疗效总有效率、

收缩压、舒张压、NO 以及 ET 均明显优于对照组，差异均具有统计学意义
（P<0.05）。结论：给予痰湿壅盛型原发性高血压患者畲药食凉茶组方进行治
疗，取得了显著的临床治疗效果，值得在临床上推广应用。

二十、浅析畲族食疗

【作者】陈利灿

【出处】中国民间疗法，CHINA'S NATUROPATHY 2007，15（1）

【页码】11

【摘要】畲族食物疗法历史悠久，主要流传于畲族民间，成为畲族医药
的重要组成部分。它讲究食借药威、药助食性，药物食物相配合。这样不仅
能滋补强身，增强体质，提高机体抵抗力，还可改变口感。因此多用于老弱
妇幼疾患及跌打伤痛，尤其是慢性病的辅助治疗。

二十一、浙江省畲族食疗文化调研

【作者】陈庆徐，林文拓，崔雯雯

【出处】魅力中国，Charming China 2016，（15）

【页码】44-44

【摘要】目的：满足人们对"吃的健康"的需求，以及挖掘整理浙江省
畲族食疗的有效药方资源。方法：采用民间资料整理、实地调研以及数据分
析的方法对畲族食疗的进一步开发。结果：浙江省畲族食疗资源丰富，流传
区域，但在制作过程中较为复杂。结论：利用现代食品工艺的技术对畲族食
疗进行加工、制作，不仅可以满足人们对食物疗法的需求，而且可以减少人
们制作时的不便。

二十二、畲药食凉茶提取物应用消化道溃疡感染的应用研究

【作者】徐美华，鄢琛尹，林祖辉，朱美晓，王丽，鄢连和

【出处】中华中医药学刊，Chinese Archives of Traditional Chinese Medicine2016，34(8)

【页码】2010-2013，后插 13

【摘要】目的：探讨食凉茶提取物对消化道溃疡感染患者的作用效果及机理，为临床研究提供新的思路和可靠的理论依据。方法：将 168 例患者按照随机数表的方法分成中药治疗（M）组和西药治疗（W）组，其中 W 组患者在入院后使用临床上经常使用的替普瑞酮联合奥美拉唑西药治疗，其使用剂量分别为 3 次 /d，50 mg / 次和 2 次 /d，20 mg / 次；M 组患者在入院研究开始后使用食凉茶（医院中药房统一批次的嫩叶）提取物进行治疗，200 mL/次，1 次 /d。两组均以 40 周为 1 个疗程，观察两组患者在治疗期间内的再出血、溃疡复发以及不良症状产生情况，使用 SPSS 13.0 软件对所收集到的实验数据进行处理分析，并将两组处理后的数据进行对比。结果：W 组在 40 周的治疗过程中，一共出现 11 例再出血患者、13 例溃疡复发患者和 19 例发生不良症状的患者，而 M 组中共出现 3 例再出血患者、2 例溃疡复发患者和 4 例产生不良症状的患者，均比 W 组要低（$P < 0.05$）；M 组在经过治疗后的幽门螺杆菌感染率明显低于 W 组（$P < 0.05$）；治疗前两组患者血清胃泌素水平差异无统计学意义（$P > 0.05$），治疗后，两组均高于治疗前，且 M 组治疗后高于 W 组（$P < 0.05$），差异具有统计学意义。结论：食凉茶提取物能够有效降低消化道溃疡感染患者的再出血率、溃疡复发率以及不良症状发生率，显著提高消化道溃疡感染患者的治疗效果，应当在临床治疗中得到大范围的推广和应用。

二十三、畲族医药食物疗法的经验介绍

【作者】李细彬

【出处】中国（福建）第八次海内外中医药学术交流会暨中药材产业发展研讨会论文集

【年份】2008

【页码】290-291

【摘要】食疗是畲族医药学特有的自然疗法之一，是畲族医药的重要组成部分，也是祖国自然医学的重要内容，民族医药的一朵奇葩。本文介绍了畲族医药食物疗法的不同处方治疗的疾病效果，提出近年来食物疗法不断得到发扬光大，推陈出新，越来越受到医学界的重视和广大群众的欢迎，成为医治疾患，增强体质的有效方法和保障广大人民身体健康的有效途径。

二十四、畲药食凉茶组方对老年高血压病患者颈动脉内膜－中膜厚度的影响

【作者】潘铨，陈礼平，姚纯俭，项伟忠，章丽丽，王志颖

【出处】中华中医药学会2013年学术年会论文集

【年份】2013

【页码】463-465

【摘要】目的：观察畲药食凉茶组方合用氯沙坦片能否减少老年高血压病患者颈动脉内膜－中膜厚度。方法：选取60例老年原发性高血压患者，分别单用氯沙坦片（3例）和联合应用畲药食凉茶组方（30例）治疗6个月，另选30名血压正常人为对照组；于治疗前、后予以超声诊断仪测量颈总动脉内膜－中层厚度（IMT）、颈总动脉内径（LD和IMT/LI）。结果：高血压患

者颈总动脉 lMT、LD 较正常对照组显著增加（$P < 0.05$），其 IMT/L 较正常对照组也增加（$P < 0.05$）；与治疗前比较氯沙坦片组和联合用药组血压明显降低（$P < 0.05$），氯沙坦片组的 IMT 显著降低（$P < 0.05$），但 IMT/LD 降低无显著性差异（$P > 0.05$），而联合用药组的 IMT、IMT/LD 与氯沙坦片组比较有显著性差异（$P < 0.05$）。

结论：畲药食凉茶组方合用氯沙坦片较单用氯沙坦片能更有效地减少老年高血压病患者颈动脉内膜 – 中膜厚度。

二十五、畲药"食凉茶"质量标准改进

【作者】王伟影，毛菊华，余华丽，余乐，陈张金

【出处】中华中医药学刊，Chinese Archives of Traditional Chinese Medicine2016，34（1）

【页码】204–207

【摘要】目的：提升食凉茶的质量标准。方法：运用薄层色谱法鉴别食凉茶的挥发性成分（桉油精）；用高效液相色谱法测定及黄酮类成分（芦丁、槲皮素、山奈酚）的含量；照 2010 版《中华人民共和国药典》检查食凉茶中的水分和总灰分。结果：食凉茶中桉油精的薄层色谱鉴别专属性明显；芦丁、槲皮素和山奈酚的线性范围分别为 $2.028 \sim 473.2\mu g \cdot mL^{-1}$（$r=1.0000$），$0.3431 \sim 91.49\mu g \cdot mL^{-1}$（$r=1.0000$），$0.5475 \sim 136.7\mu g \cdot mL^{-1}$（$r=1.0000$）；平均加样回收率分别为 100.70%（$n=6$，RSD=1.57%），98.39%（$n=6$，RSD=1.52%），98.58%（$n=6$，RSD=1.56%），22 批食凉茶测定结果表明芦丁、槲皮素和山奈酚含量之和为 0.071% ~ 0.965%，水分为 7.4% ~ 10.9%，总灰分为 5.0% ~ 11.8%。结论：研究所得方法简便、准确、重现性好，可作为食凉茶的质量控制方法。

第八章　畲族药膳基础研究探索

第一节　覆盆子黄精颗粒的研究

覆盆子黄精颗粒保健食品组方配比和功效评价研究

吴臻[1]，何富乐[2]

（浙江中医药大学 1.第一临床医学院；2.健康管理研究所，浙江杭州 310053）

摘要：目的观察不同配比覆盆子黄精颗粒剂对肾阴阳两虚模型小鼠的影响。方法 50 只肾阴阳两虚模型 BALB/c 小鼠随机分为实验组 1（覆盆子：黄精 =1∶1）、实验组 2（覆盆子：黄精 =1∶2）、实验组 3（覆盆子：黄精 = 2∶1）、实验组 4（覆盆子：黄精 =5∶1）、对照组，每组各 10 只；另 10 只正常小鼠为正常组。实验组小鼠以覆盆子颗粒、黄精颗粒溶液灌胃 0.5 mL/d，灌胃 21 d。对照组和正常组小鼠均以生理盐水灌胃 0.5 mL/d，灌胃 21 d。观察比较小鼠行为学指标、血磷和血钙水平、肾脏干湿质量差值。结果治疗后，实验组 2 与对照组小鼠的行为学积分均高于正常组，实验组 1、实验组 3、实验组 4 和正常组小鼠的行为指标积分均低于对照组，差异均有统计学意义（$P<0.05$）。治疗后，各实验组和对照组的血钙水平均高于正常组，实验组 4 的血钙水平高于对照组，正常组、实验组 2、实验组 4 的血磷水平均

低于对照组，差异均有统计学意义（$P<0.05$）。单因素 ANOVA 检验结果显示，各组的肾干湿度差值比较有统计学意义（$F=28.153$，$P<0.001$）。结论覆盆子黄精颗粒可改善小鼠肾阴阳两虚症状，当配比为 5∶1 时对小鼠行为、血钙、血磷指标的改善效果最优。

关键词：配伍；黄精；覆盆子；阴阳两虚

中图分类号：R256.59　　文献标志码：A　　文章编号：

Study on Formulation and Efficacy Evaluation of Raspberry and Huangjing Granule Health Food Group

WU Zhen[1], HE Fule[2]

（1. *the First Affiliated Hospital*; 2. *Institute of Health Management, Zhejiang University of Traditional Chinese Medicine, Hangzhou,* 310053, *China*）

Abstract: Objective: To observe the effects of different ratios of Raspberry Polygonatum Granules on model mice with kidney yin and yang deficiency. Methods: Fifty BALB/c mice with kidney yin and yang deficiency were randomly divided into experimental group 1（raspberry: Polygonatum =1∶1）, experimental group 2（raspberry: Polygonatum =1∶2）, and experimental group 3（raspberry）: Polygonatum = 2∶1）, experimental group 4（raspberry: Polygonatum = 5∶1）, control group, each with 10; the other 10 normal mice are the normal group. Mice in the experimental group were intragastrically administered 0.5 mL/d of Rupbanzi granule and Huangjing granule solution for 21 days. The mice in the control group and the normal group were intragastrically administered 0.5 mL/d of normal saline for 21 days. Observe and compare mouse behavioral indicators, blood phosphorus and blood calcium levels, and the difference in kidney dry and wet quality. Results: After treatment, the behavioral scores of the experimental group 2 and the control group were higher than those of the normal group. The behavioral index scores of the experimental group 1, the experimental group 3, the experimental group 4 and the normal group were lower than those of the control group. There is statistical significance ($P<0.05$). After treatment, the blood calcium levels of each experimental group and the control group were higher than the normal group, the blood calcium level of the experimental group 4 was higher than the control group, and the blood phosphorus levels of the normal group, the experimental group 2, and the experimental group 4 were lower than the control group, The differences were stati stically significant ($P<0.05$). The results of single-factor ANOVA test showed that the difference in renal dry humidity of each group was statistically significant ($F=28.153$, $P<0.001$). Conclusion: Rupbanzi Huangjing Granules can improve the symptoms of kidney yin and yang deficiency in mice. When the ratio is 5 : 1, it has the best improvement effect on clinical syndromes, blood calcium and blood phosphorus indicators.

Key words: Compatibility; Huangjing; Raspberry; Deficiency of yin and Yang

畲族药膳是以中医理论为指导，将药物与食物相配合，通过烹调加工而成，具有防病、治病、保健、强身等功效，目前在养生保健领域应用甚广。经团队前期实地调研发现，畲族药膳所采用的药材与101种药食同源物品具有高度的重叠性[1]，其中覆盆子和黄精两味药材作为阴阳双补剂，在畲族药膳中广泛应用[2]，如凤鸟腾飞（黄精炖鸡）、覆盆子饼等[3]。为进一步研究覆盆子和黄精的保健作用，本研究对阴阳两虚模型小鼠采用不同配比覆盆子黄精颗粒剂进行干预治疗，现汇报如下。

1 材料与方法

1.1 实验动物选取 6~8 周龄 SPF 级健康雄性 BALB/c 小鼠 70 只，体质量大于 16 g，平均体质量（18.91 ± 0.98）g，由浙江中医药大学动物实验中心提供，供应商：上海 BK 公司，实验动物合格证号：SCXK（沪）2018-0006。实验动物饲养于浙江中医药大学动物实验中心屏障环境中，合格证号：SYXK（浙）2018-0012；饲喂 SPF 级饲料，自由饮食，玉米芯垫料。

1.2 药物黄柏防己颗粒（生药含量 1∶1）、覆盆子颗粒、黄精颗粒均由浙江景岳堂公司生产。黄柏防己颗粒配成溶液，浓度为 1.5 g/mL。

1.3 小鼠肾阴阳两虚模型建立。70 只 SPF 级健康雄性 BALB/c 小鼠适应性喂养 7 d 后，称重标记（3%~5% 苦味酸溶液），随机选取 10 只小鼠正常饲养为正常组。其余 60 只小鼠予以造模药物 1.5 g/mL 黄柏防己颗粒溶液灌胃 0.5 mL/d，灌胃期间每日上午 8 点至 10 点、下午 2 点至 4 点对小鼠的精神状态、毛发松散程度、活动程度、饮水和进食等一般状态进行观察。以《中医诊断学》[4] 肾阴阳两虚证候标准为基础，参照李慧[5] 研究结果，自拟小鼠肾阴阳两虚模型判定标准。主症：①饮水增多；②精神不振；③身体消瘦；④生长迟缓蜷缩；⑤尿量增多。次症：①安静时少动，灌药时挣扎微弱；②体毛无光泽、竖立、打绺；③拉尾排便、排尿、遗精、便溏；④舌红。小鼠肾阴阳两虚模型判定标准：同时具备 3 项以上主症者，或 2 项主症（后 3 项必须占 1 项）+3 项次症者可诊断。灌胃 2 周后，60 只造模小鼠死亡 6 只，余 54 只均造模成功。

1.4 药物治疗从造模成功的 54 只小鼠中随机挑选 50 只小鼠分成实验组 1、实验组 2、实验组 3、实验组 4、对照组，每组 10 只。实验组小鼠以覆盆子颗粒、黄精颗粒溶液灌胃 0.5 mL/d，灌胃 21 d。实验组 1（覆盆子∶黄精 =1∶1），实验组 2（覆盆子∶黄精 =1∶2），实验组 3（覆盆子∶黄精 =2∶1），实验组4(覆盆子：黄精=5∶1)。对照组和正常组小鼠均以生理盐水灌胃0.5 mL/d，灌胃21 d。治疗期间无小鼠死亡，结束后称量体质量，观察症状。

1.5　观察指标

1.5.1　行为学指标对行为学指标采用分级计分法，主、次行为分4级(正常、轻、中、重)计分，主要行为分别计0、2、4、6分，次要行为分别计0、1、2、3分(见表8-1)。疗效评定采用尼莫地平法[(治疗前积分－治疗后积分)÷治疗前积分]×100%。每日上午8点至10点、下午2点至4点对小鼠进行一般状态观察。记录小鼠的毛色(光泽、枯黄)、毛态(毛少、竖立、柔顺)、精神(萎靡、倦怠、嗜卧)、体形(消瘦、肥胖、正常)、饮食、饮水、粪质(干燥、稀湿、正常)、粪色(黑、黄、正常)、拉尾排便(－、＋)、拉尾排尿(－、＋)、运动(少动、灵活)、抵抗(剧烈、微弱)、呼吸频率、舌质(淡红、暗红、紫、嫩、癥斑、少津)、舌苔(薄、少、无)、尾色(粉红、淡白、暗)、尾温(正常、热、凉)。

表8-1　行为学指标量化评分表

主要行为			
行为	程度	表现	评分/分
精神不振	正常	1 h内蜷卧≤10 min	0
	轻	10 min<1 h内蜷卧≤20 min	2
	中	20 min<1 h内蜷卧≤30 min	4
	重	1 h内蜷卧>30 min	6
饮水增多	正常	24 h饮水量≤60 mL	0
	轻	60 mL<24 h饮水量≤70 mL	2
	中	70 mL<24 h饮水量≤80 mL	4
	重	24 h饮水量>80 mL	6

主要行为			
身体消瘦	正常	4 周内体质量减少 <10 g	0
	轻	10 g ≤ 4 周内体质量减少 <20 g	2
	中	20 g ≤ 4 周内体质量减少 <30 g	4
	重	4 周内体质量减少 ≥ 30 g	6
次要行为			
行为	程度	表现	评分 / 分
捕捉抵抗	正常	有躲避反应，捕捉时几乎无抵抗	0
	轻	躲避灵敏，捕捉时抵抗一般	1
	中	捕捉时抵抗力较大，叫声频繁	2
	重	性情暴烈、易激怒、捕捉时抵抗力较大，叫声频繁、尖锐	3
背毛减少	正常	无	0
	轻	背毛打绺	1
	中	背毛打绺稀疏，可见背部皮肤	2
	重	背毛打绺稀疏，成片脱落	3
舌红少苔	正常	舌淡苔薄	0
	轻	舌略红苔薄	1
	中	舌红苔薄	2
	重	舌赤红少苔	3
拉尾排便、排尿、遗精	无	无	0
	有	有	1
便溏	无	无	0
	有	有	1

1.5.2　血磷、血钙检测小鼠眶静脉取血，收集血浆。采用日立3100全自动化分析仪检测血磷、血钙水平。

1.5.3　肾脏干湿度检测拉尾处死小鼠，取出双肾，观察肾脏是否受损并称取湿质量。肾脏置入 70℃恒温环境烘干 24 h，称取干质量。

1.6　统计学分析采用 SPSS23.0 软件进行统计，2 组间计量资料比较采用 t 检验，3 组及 3 组以上组间计量资料比较采用单因素方差分析，$P<0.05$ 为差异有统计学意义。

2　结果

2.1　行为观察治疗前，各实验组和对照组小鼠的行为学积分均高于正常组，差异均有统计学意义（$P<0.05$）。治疗后，实验组 2 与对照组小鼠的行为学积分均高于正常组，实验组 1、实验组 3、实验组 4 和正常组小鼠的行为指标积分均低于对照组，差异均有统计学意义（$P<0.05$），见表 8-2。治疗后，各实验组小鼠阴阳两虚症状均有改善：体毛渐趋光泽、柔顺，体形渐趋正常，粪质、粪色渐趋正常，拉尾排便、排尿减少，运动灵活，舌质淡红，舌苔薄，尾色粉红，尾温正常。

表 8-2　小鼠行为学积分比较 / 分

组别	n	治疗前	治疗后	t	P
实验组 1	10	$25.18 \pm 4.58^*$	$7.48 \pm 2.80^\#$	10.13	< 0.001
实验组 2	10	$24.53 \pm 7.16^*$	$21.80 \pm 6.52^*$	0.79	0.450
实验组 3	10	$24.05 \pm 14.18^*$	$10.41 \pm 5.24^\#$	5.48	< 0.001
实验组 4	10	$24.20 \pm 5.48^*$	$10.30 \pm 3.84^\#$	6.87	< 0.001
正常组	10	9.60 ± 1.65	10.10 ± 0.99	-1.46	0.177
对照组	10	$23.90 \pm 3.07^*$	$18.60 \pm 6.35^*$	3.63	0.006

注：* 与正常组比较，$P<0.05$；# 与对照组比较，$P<0.05$。

2.2　血磷和血钙水平治疗前，各实验组和对照组的血钙水平均低于正常组，各实验组和对照组的血磷水平均低于正常组，差异均有统计学意义（$P<0.05$）。治疗后，对照组和各实验组血钙水平均增高、血磷水平均下降，差异均有统计学意义（$P<0.05$）。治疗后，各实验组和对照组的血钙水平均高于正常组，实验组 4 的血钙水平高于对照组，正常组、实验组 2、实验组

4 的血磷水平均低于对照组，差异均有统计学意义（$P<0.05$），见表 8-3。

表 8-3　小鼠血磷和血钙水平比较

组别	钙 /（mmol/L）		磷 /（mmol/L）	
	治疗前	治疗后	治疗前	治疗后
正常组（$n=10$）	-0.038 ± 0.007	$-0.036 \pm 0.005^{\#}$	1.878 ± 0.224	$1.901 \pm 0.210^{\#}$
对照组（$n=10$）	$-0.463 \pm 0.023^{*}$	$2.257 \pm 0.035^{*\triangle}$	$2.885 \pm 0.182^{*}$	$2.234 \pm 0.351^{\triangle}$
实验组 1（$n=10$）	$-0.469 \pm 0.019^{*}$	$2.298 \pm 0.034^{*\triangle}$	$2.912 \pm 0.215^{*}$	$2.005 \pm 0.192^{\triangle}$
实验组 2（$n=10$）	$-0.471 \pm 0.018^{*}$	$2.267 \pm 0.052^{*\triangle}$	$2.863 \pm 0.202^{*}$	$1.928 \pm 0.391^{\#\triangle}$
实验组 3（$n=10$）	$-0.465 \pm 0.021^{*}$	$2.309 \pm 0.118^{*\triangle}$	$2.920 \pm 0.341^{*}$	$2.014 \pm 0.228^{\triangle}$
实验组 4（$n=10$）	$-0.481 \pm 0.016^{*}$	$2.326 \pm 0.071^{*\#\triangle}$	$2.936 \pm 0.234^{*}$	$1.920 \pm 0.252^{\#\triangle}$

注：* 与正常组比较，$P<0.05$；# 与对照组比较，$P<0.05$；$\triangle$ 与同组治疗前比较，$P<0.05$。

2.3　肾脏干湿质量差值　正常组肾脏干湿质量差值为（0.3418 ± 0.0219）g，对照组为（0.331 ± 0.0289）g，实验组 1 为（0.2243 ± 0.0155）g，实验组 2 为（0.3219 ± 0.0329）g，实验组 3 为（0.2760 ± 0.0176）g，实验组 4 为（0.2661 ± 0.0262）g。单因素 ANOVA 检验结果显示，各组的肾干湿度差值比较有统计学意义（$F=28.153$，$P<0.001$）。实验组 1、实验组 3、实验组 4 与正常组和对照组比较，差异均有统计学意义（$P<0.05$）。

3　讨论

《素问·阴阳应象大论》云："阴阳者，天地之道也，万物之纲纪，变化之父母，生杀之本始，神明之府也。"阴阳为人体之本，阴阳两虚是阴阳互根互用关系失调所呈现出的一种病理变化，肾为先天之本，为全身阴阳之本，所谓"五脏之阴气，非此不能滋；五脏之阳气，非此不能发"。肾阴阳两虚临床主要表现为畏寒肢冷、肌瘦乏力、肢体酸疼且沉重、面足浮肿、口渴多饮、咽干舌燥、面白无华、阳痿早泄、小便清长、夜尿频多、大便溏薄、舌淡红胖嫩、苔薄白或白腻、脉沉细或或沉迟无力等证候，严重的甚至影响人们的日常生活。

本研究采用防己黄柏颗粒对正常小鼠进行 14 d 造模干预，经行为学积分表评分，符合肾阴阳两虚症状。予以不同配比的覆盆子黄精颗粒剂干预治疗 21d。治疗后，实验组 1、实验组 3、实验组 4 小鼠的行为指标积分均明显低于对照组，提示覆盆子黄精颗粒除配比为 2∶1 外，均能显著改善小鼠行为学。为进一步探讨覆盆子黄精颗粒对模型小鼠体内微量元素代谢的影响，本研究对治疗前后模型小鼠的血钙、血磷水平进行检测，治疗前的阴阳两虚模型小鼠表现为"低钙高磷"状态，与吴欣莉等[6]认为肾阴阳两虚证存在低钙高磷状态相一致。治疗后，实验组 4 的血钙水平明显高于对照组，实验组 2、实验组 4 的血磷水平明显低于对照组，提示实验组 4（覆盆子∶黄精 =5∶1）对血钙、血磷的代谢影响最大，表明覆盆子可以促进机体对钙离子、磷离子的吸收[7]，可显著改善"肾阴阳两虚证低钙高磷"状态，为机体阴阳平衡提供客观物质基础。

综上所述，覆盆子黄精颗粒比例为 5∶1 时对肾阴阳两虚模型小鼠行为学、肾干湿度、机体微量元素的疗效最为显著，在后续研究中需进一步研究药食同源食品改善临床症状虚实状态的最佳配比，探寻中医证候与客观物质间的相关性。

参考文献

[1] 予辑 . 药食同源原料目录（2017 版）[J]. 口腔护理用品工业，2017，27(6)：24–28.

[2] 朱美晓，鄢连和，杨婷婷，等 . 浙江畲族民间药膳资源调查与分析 [J]. 中成药，2016，38(10)：2310–2312.

[3] 邱胜平 . 畲药药食同源植物品种和药膳食谱调查 [J]. 中国民族医药

杂志，2016，22(8)：56-58.

[4] 王忆勤. 中医诊断学 [M]. 北京：高等教育出版社，2014.

[5] 李慧. 2型糖尿病阴阳两虚型大鼠模型实验研究 [D]. 沈阳：辽宁中医药大学，2006.

[6] 吴欣莉，高菁，李彤，等. 肾虚证物质基础研究的初步探讨 [J]. 中国中西医结合肾病杂志，2013，14(2)：131-133.

[7] 赵晖，闫晓丽，王灿，等. 覆盆子水煎液对维甲酸致小鼠骨质疏松模型影响 [J]. 中药药理与临床，2019，35(2)：92-96.

基金项目：浙江省大学生科技创新活动计划暨新苗人才计划（2018R410046）

通讯作者：何富乐，男，浙江龙游人，主任中医师。

第二节　小香勾的研究

香藤食疗方是畲族药膳的特色药膳方，它是在畲族医药理论及中医辨证理论的指导下，结合祖传药膳配伍经验，经口授传承至今，成为当地独特的养生保健方。

一、来源

香藤疗法的起源无从考证，据不完全资料显示，目前已经形成浙江省龙游县为主辐射附近县市的一种养生保健和祛除疾病的疗法。此方融合汉族经验，并引种相关畲药，突出鲜药特色。经数代传承，逐渐融合两家民间中医在妇科不孕、关节痛和产后调养经验，在中医基础理论的指导下，形成独立而系统香藤食疗法——"畲汉融合香藤食物疗法"。

二、理论基础

1. 阴阳为本

以实践经验为基础，以均衡阴阳为根本，以协调热寒为配伍原则，以形神兼修、食补结合、脏腑相扶为基本方法，以调整气血、活络经脉为手段，达到调配滋养脏腑，促进身体自我协调的效果，故取药按照阴阳互补理论，如香藤取材于路边向阳一侧，或右侧；牛奶苗茎叶取材于山坡，溪边不用，以期达到天人相应，阴平阳秘之功。

2. 食疗为辅

汉族的食疗理论以《黄帝内经》"五谷为养，五果为助，五畜为益，五菜为充，气味合而服之，以补益精气"为理论基础，融合道家"道法自然、天人合一"的养生理念，遵循饮食有节、谨和五味之法，寻求养生保健之法。基于中医食疗养生基础理论，融合畲汉食疗理论，对传统的香藤食物疗法进行配方改良，以中医辨证施治为原则，根据病人不同证候进行随证加减，如产后调养加苎麻根三七粉子不离母茎叶（学名：仙鹤草）；关节痛调养加毛道师（学名：荆芥）、鸡血藤、虎杖；妇科不孕调养加牛膝、川芎、杜仲、路路通等。

3. 术数为法

术数，源自巫文化，"要其旨，不出乎阴阳五行、生克制化"，《尚书·洪范》"九畴"论："一曰水，二曰火，三曰木，四曰金，五曰土。"基于五行生克制化思想，先师在诊治疾病、辨识草药时，使用一套传统畲汉融合医学体系，不同于熟知的中医学或民族医学体系，如在药物选择时，只根据植物叶片边缘纹理、叶背绒毛颜色，即判定其是否有止血、止痛功效。如在妇科不孕、产后病及关节痛辨治中结合病人生辰八字、患病时辰、患病地点、病变部位、病势趋向等资料，运用传统术数学知识进行疾病的分类或分级，加减曲折处求方之"厚势"，注重以出入调升降，以升降调出入，寓升于降，寓降于升，选择药物、确定药物配伍剂量及服药时辰频次，以达会聚全方之力破病机关键。

三、组成及功效

1. 组成

（1）基础处方：香藤（畲药名：小香勾，学名：条叶榕，取材取路边向阳一侧，或右侧）牛奶苗茎叶（畲药名：搁公扭，学名：覆盆子，取材取山坡，溪边不用）。

（2）随证加减：

产后调养：加苎麻根三七粉子不离母茎叶（学名：仙鹤草）。

关节痛调养：加毛道师（学名：荆芥）、鸡血藤、虎杖。

妇科不孕调养：加牛膝、川芎、杜仲、路路通。

2. 功效及煎煮法

功效：祛风活络、补肾暖宫

煎煮法：

产后调养：苎麻根三七粉子不离母茎叶（学名：仙鹤草）和基础方煎煮

汤药炖猪蹄 1 只，隔日食用，连服 3 次。

关节痛调养：加毛道师（学名：荆芥）、鸡血藤、虎杖和基础方纱布包，浸泡 2 小时，加黄酒 1 斤、猪蹄膀 1 斤，食肉喝汤。隔日一次，连服 5 次。

妇科不孕调养：加牛膝、川芎、杜仲、路路通。基础方纱布包，浸泡 2 小时，加黄酒 1 斤、猪皮 2 两，喝汤。隔日一次，连服 10 次。

四、作用机制研究

1. 小香勾作用机制

畲药小香勾为桑科植物条叶榕（Ficus pandurata Hancevar. angustifolia Cheng）、全叶榕（Ficus pandurata Hancevar. holophylla Migo.）和天仙果的干燥根及茎，别名小康补、牛奶绳、奶浆参、温多背等，具有健胃消食、祛风除湿、行气活血的功效，主要用于治疗消化不良、小儿疳积、腹泻、骨折疝气、缺乳、五痨七伤、咳嗽胸痛、月经不调及产后乳汁不通等；外用可治湿疹等症[1-3]；现有研究表明，小香勾富含氨基酸、黄酮、多糖、维生素 C 和丰富的铁、锌元素等多种化学成分[4-7]。具有较高的营养价值。高含量的黄酮使得小香勾具有抗炎[8]、抗氧化[9]、调血脂[10]强免疫的功能，因此在营养保健和药用方面具有一定的开发价值。

2. 搁公扭作用机制

畲药搁公扭根为华东覆盆子根，畲药名为搁公扭根搁工扭公公扭；通用名掌叶覆盆子；根入药；具有清热利湿、活血化瘀、祛风止痛；多用于淋巴管炎、风湿关节痛、白带、结核性瘘管，结核病所致的脊柱压迫症、肿瘤。姜程曦等[11]采用 95% 乙醇对搁公扭根进行化学研究，从中分离得到 9

个化合物，β- 谷甾醇（β-sitosterol，1）、胡萝卜苷（daucosterol，2）、蔷薇酸（euscaphic acid，3）、11α- 羟基蔷薇酸（11α-euscaphic acid，4）、委陵菜酸（tormentic acid，5）、鞣花酸（ellagic acid，6）、没食子酸（gallic acid，7）、熊果酸（ursolic acid，8）、齐墩果酸（oleanolic acid，9）等。研究认为覆盆子总黄酮具有抗氧化抗肿瘤的作用，委陵菜酸、熊果酸可通过诱导细胞凋亡和 G0/G1 期或调节乳腺癌 AMPK/STAT-3/COX-2 信号通路，抑制乳腺癌细胞 MCF-7 的生长能力，达到抗肿瘤的效果[12-13]。

五、展望

香藤食疗方是以畲医理论与中医理论相融合的产物，具有营养价值高、药用作用机制明确、适应症广等特点，在以后的基础及临证研究中，将加大对其在肿瘤、慢病防治、不孕症及美容方面进行有效成分作用机制研究，探寻作用靶点，深入研究与其他畲药的配伍比例，拓宽其应用范围，提升其保健及医疗价值。

参考文献

[1] 雷后兴，李水福. 中国畲族医药学 [M]. 北京：中国中医药出版社，2007：307-308.

[2] 贾敏如，李星炜. 中国民族药志要 [M]. 北京：中国医药科技出版社，2005.

[3] 戴斌，丘翠嫦，周丽娜. 瑶医用桑科植物的调查研究 [J]. 中国民族民间医药杂志，1999，40：283-285.

[4] 应跃跃，王喜周，何国庆. 小香勾营养价值分析及黄酮研究 [D]. 杭州：浙江大学，2012.

[5] 应跃跃. 条叶榕营养成分分析及黄酮含量的测定 [J]. 食品工业科技，2012(1)：14.

[6] 王喜周，应跃跃，张昊. 天仙果根总黄酮提取工艺研究 [J]. 安徽农业科学，2013(1)：2.

[7] 鄢连和，雷后兴，李水福，等. 浙江畲族医药研发概况 [J]. 中国民族医药杂志，2006(5)：91-93.

[8] Rotelli A E, Guardiat. Comparative study of flavonoids in experimental models of inflammation[J].Pharmaelolgical Research, 2003, 48 (6)：601-606.

[9] Vijayakumar S, Presannakumar G, Vijayalakshmi N R.Antioxidant activity of banana flavonoids[J].Sep Purif Technol, 2008, 79: 279-282.

[10] Bhavna Sharma, Chandrajeet Balomajumder, Partha Roy.Hypoglycemic and hypolipidemic effects of flavonoid rich extract from eugenia jambolana seeds on streptozotocin induced diabetic rats[J]. Food Chem Toxicol, 2008, 46: 2376-2383.

[11] 姜程曦，毛菊华，王伟影，等. 畲药搁公扭根化学成分研究 [J]. 中草药，2016，47(19)：3370-3373.

[12] 张恬恬. 掌叶覆盆子的化学成分及其活性研究 [D]. 华南理工大学，2016，3(13)：16-23.

[13] 李龙龙，刘琪，张光强，等. 熊果酸对乳腺癌 MCF-7 细胞生长抑制作用机制探讨 [J]. 中华肿瘤防治杂志，2020，27(9)：692-697.

第三节　覆盆子植株的研究

一、组成及作用机制

覆盆子性平、味甘酸，归肝、肾经，其重在补益肝肾。肝肾不足、冲任失调是乳腺癌发病的内因和根本，覆盆子益肝肾的功效正对乳腺癌病机。覆盆子的全株植株皆可入药，不同部位对乳腺癌的疗效及作用机制也有所不同。

1. 覆盆子根及茎秆

相关研究显示，覆盆子根及茎秆中含有较多的三萜类成分，经过试验，发现其中委陵菜酸的含量较高[1]。据实验结果表明，委陵菜酸对乳腺癌细胞（MCF-7）的增殖抑制作用尤为显著，并表现出较强的细胞选择性。其中，委陵菜酸能够下调细胞内 p-p65 和 p-ERK 的蛋白表达，进而调控下游的信号分子转导相关的基因转录，如 CDK4 和 Cyclin D1 等，最终导致细胞凋亡和 G0/G1 期阻滞的发生，抑制人乳腺癌 MCF-7 细胞的增殖。通过荧光定量 PCR 的方法检测了委陵菜酸对乳腺癌细胞内 CDK4 和 Cyclin D1 的 mRNA 水平表达的影响，实验结果表明其最终能抑制乳腺癌细胞的增殖[2]。

2. 覆盆子叶与果实

覆盆子叶粗多糖、覆盆子果实粗多糖为覆盆子叶、果实的有效成分。据实验评价覆盆子果实粗多糖和覆盆子叶粗多糖对人乳腺癌和人肝癌细胞增殖能力的抑制作用，结果表明所有样品对人乳腺癌细胞的增殖抑制能力强于肝癌细胞。尤其是覆盆子叶粗多糖对人乳腺癌细胞有着最强的肿瘤细胞增殖抑制能力，作用 48h 后的抑制率为 48.48 ± 0.55%，而作用 72h 后，覆盆子叶粗多糖对人乳腺癌细胞的抑制率高达 66.30 ± 0.61%[2]。

二、在肿瘤方面的相关研究

覆盆子是一种药食两用的药材，全株植物可入药，有多种药用或保健价值，具有极大的开发价值，但我国目前开发利用较少[5]。覆盆子的功效重在补益肝肾，且有固涩之功，滋补甘酸、补气养血的中成药 "五子衍宗丸""金鹿丸""鱼鳔丸" 等配方中都有覆盆子。明代李梴在《医学入门》提到："肝虚血燥，肾虚精怯，不得上行，痰瘀凝滞，亦能结核。" 可见，肝肾不足，冲任失调是肿瘤发病的内因和根本[3]。覆盆子功效重在益补肝肾，且从中分离出的花青素、鞣花酸、黄酮类等成分在抗肿瘤方面有明确的疗效[5]，在肿瘤治疗与预防方面已有多项研究。现代医学表明，覆盆子含有黄酮苷类化合物、多酚类物质、皂苷类化合物、委陵菜酸、多糖类等化学物质，其具有抗氧化、抗炎活性、抗肿瘤等药理作用，在肿瘤细胞增殖、凋亡、周期、相关基因表达方面都有一定影响[2]。

1. 覆盆子提取物

覆盆子提取物对肝癌细胞的增殖具有明显的控制作用，能有效地诱导肿瘤细胞凋亡发挥疗效且呈现时间与药物剂量的依赖性，作用机制为抑制基质金属蛋白酶过表达发挥抗癌作用，并可联合顺铂增强其抑制效果，有可能成为临床上中医西结合治疗肝癌的新药[5-6]。而覆盆子种子水提取物还具有抑制人结肠癌细胞的作用[6]。

2. 委陵菜酸

作为覆盆子的一种化学成分对乳腺癌细胞内 CDK4 和 Cyclin D1 的 mRNA 水平表达有影响，据实验结果表明其最终能抑制乳腺癌细胞的增殖[3]。

3. 覆盆子果实粗多糖和覆盆子叶粗多糖

是覆盆子果实、叶的有效成分，对人乳腺癌和人肝癌细胞增殖均有抑制作用，且结果表明所有样品对人乳腺癌细胞的增殖抑制能力强于肝癌细胞[3]。

4. 花青素

花青素是存在于覆盆子中的一种黄酮类化合物，覆盆子中的黄酮类成分不仅对致癌因子有生化抑制作用，而且能预防和抑制肿瘤的生长。花青素对于人类各种疾病的治疗以及作为一种药方都具有积极的效果，其通过抗细胞增殖、诱导凋亡等多种机制来抑制肿瘤的发生[4-5]。

5. 鞣花酸

覆盆子中富含鞣花酸物质，而鞣花酸具有抑制肿瘤细胞增长的作用，被称为"癌症的克星"[5]。

三、研究方案

1. 研究内容

基于乳腺癌移植瘤小鼠模型，通过设立正常对照组 8 例，模型组 8 例，覆盆子不同部位水煎剂组共 4 组各 8 例，以灌胃方式给药，测量小鼠体重、瘤体长径、短径、瘤体质量及检测乳腺癌抑癌基因的表达水平，开展覆盆子不同部位水煎剂对乳腺癌移植瘤小鼠抑癌基因表达的影响的研究，对相关数据进行统计学分析，探讨覆盆子植株不同部位对乳腺癌抑癌基因表达的差异性，明确覆盆子植株对乳腺癌的最佳治疗部位。

2. 研究目标

明确覆盆子植株不同部位针对乳腺癌的疗效；明确覆盆子植株不同部位对乳腺癌细胞抑癌基因表达的影响，探讨可能的机制；明确覆盆子植株对乳腺癌的最佳治疗部位。

四、展望

乳腺癌日渐成为我国发病率较高的恶性肿瘤之一，现代西医的传统治疗难免存在不可避免的副作用，尤其对晚期及三阴型乳腺癌疗效欠佳，术后易发生复发转移，生存率较低。因此乳腺癌抑癌基因治疗逐渐发展起来成为了治疗的重点，其在乳腺癌治疗的预后、复发转移和耐药性方面都有明显突破[7]。未来乳腺癌的治疗是通过结合患者的基因组、转录组、蛋白质组、表观组等组学分析，为乳腺癌的病理诊断、预后判断及疗效预测提供更多精准的信息，实现对乳腺癌患者的精准预防和治疗，达到个体化治疗的目标[8]。将抑癌基因治疗和中医在预防保健方面独特的优势结合，在覆盆子治疗乳腺癌的文献研究和实验证实的基础上进行创新，探究有关覆盆子植株不同部位水煎剂对乳腺癌相关抑癌基因表达的影响，该研究从未见报道，且覆盆子植株的不同部位在治疗乳腺癌的运用中没有确定最佳的使用部位，无法使中药利用率达到最大化，其治疗效果与抑癌基因表达的关系也没有阐释，无法确定覆盆子抗肿瘤机制与抑癌基因表达的关系。若通过实验证实推测，则未来可精准化利用覆盆子各部位以达到最佳治疗效果和最高利用效率，在提高乳腺癌治愈率的同时提供覆盆子通过影响抑癌基因表达治疗乳腺癌的新思路，可有效解决乳腺癌的复发、转移、耐药性等问题，为实现药物对乳腺癌患者的精准预防和治疗带来突破性进展。探讨覆盆子植株不同部位抑癌作用的差异性与抑癌基因表达的关系及其治疗乳腺癌可能的作用机制，可为覆盆子用于乳腺癌治疗提供更全面的理论基础，开拓抑癌基因治疗新的发展空间。

参考文献

[1] 程科军. I. 覆盆子活性成分研究 II. 金雀根中二苯乙烯类成分的稳定性研究 [D]. 复旦大学，2008.

[2] 张恬恬. 掌叶覆盆子的化学成分及其活性研究 [D]. 华南理工大学，2017.

[3] 董青，董雪燕，李忠，等. 基于中医古籍探索乳腺癌认知源流 [J]. 北京中医药，2019，38（4）：355-359.

[4] 侯锐，陈琦，王利，等. 花青素及其生物活性的研究进展 [J]. 现代生物医学进展，2015，15（28）：5590-5593.

[5] 郑琴，吴玲，张科楠，等. 覆盆子研究概况及产品开发趋势分析 [J/OL]. 中药材，2019（5）：1204-1208.

[6] 胡云龙. 覆盆子提取物对人肝癌 SMMC-7721 细胞抑制作用的研究 [D]. 山东中医药大学，2014.

[7] 李磊，施育华. 乳腺癌中抑癌基因 EHD2 表达的临床意义与预后关系 [J]. 交通医学，2017，31（6）：515-519.

[8] 李凡，任国胜. 乳腺癌诊治现状与展望 [J/OL]. 中国普外基础与临床杂志：2019，26（12）：1393-1397.

第九章　畲族药膳产业研究实践

第一节　畲族药膳方便食品研究实践

一、研究现状

1. 市场竞争环境

随着经济的快速发展和生活节奏不断加快，人们的饮食方式也随之发生了变化，很多人采用速食快餐的用餐模式，但是速食快餐并不健康，存在高盐高脂、低膳食纤维、品种结构失衡等问题。养生方便即食产品因其符合方便快捷、天然绿色的消费需求以及国民饮食、生活习惯得到快速发展，目前药膳类方便产品主要为药膳包，仍需要后期加工烹饪，尚未达到开袋即食的阶段。与保健类食品、中医药膳包的研究现状相比，畲族药膳方便即食产品的研究则刚刚起步。

2. 药膳发展趋势

药膳本身具有悠久的历史、确切的食养疗效以及鲜明的民族传统特色等优势。随着大健康产业相关政策的落地，国务院办公厅印发《国民营养计划（2017—2030 年）》大力发展推进传统食养产品的研发以及产业升级换代，具有本土特色的医药膳食产业得到当地政府的大力扶持。在 2019 年 11 月《浙江（丽水）生态产品价值实现机制试点方案》中，要求开辟高质量绿色发展新路、践行"两山"理念时代，让绿水青山生态产品价值充分转化，给畲族药膳发展提供了契机。景宁县科技局联合浙江省科技厅，开展畲族十大药膳的确立及制作标准的制定，使得畲族十大药膳成为景宁县走出去的一张靓丽名片。

二、药膳方便食品实践基础

近年来，随着祖国医学的发展，中医食疗已进入了医疗、护理、家政、航天等领域，也取得了不少科技结果。由于人民生活水平的提高，对健康养生的要求也逐渐提高，尤其是在食疗、食养方面，所以传统的饮食营养学又有了新的发展，出现了大量食疗药膳等保健书籍和科普书籍，宣传养生食疗的电视节目也相继出现。

1. 畲族药膳发展机构

由浙江省畲医畲药非遗项目代表人雷建光成立的景宁畲草堂畲药发展有限公司，现已建立了专门的畲医畲药展示馆，成为景宁畲族自治县生态休闲养生（养老）经济药养示范基地、浙江省景宁畲药产业科技创新服务平台示范基地和浙江省健康文化宣传基地。

2. 畲族特色专著

由景宁县生态休闲养生（养老）经济促进会药养部主任邱胜平编写的《健脾养胃之畲药膳》，书中基于中药四气五味理论，详细记载和研究了《浙江省中药炮制规范》中特有的 11 味畲药，成为全国首部专门介绍健脾养胃畲药药食同源的植物和食谱的专业书籍，为基于中医基础理论研究畲族药膳提供理论和实践基础，为后续"畲家十药膳"的推广打下了坚实的基础。

3. 畲族药膳

在政府部门及畲族医药家的支持下，以景宁县深厚的中医药、畲医药文化历史渊源、鲜明的民族特色和丰富的实践经验为基础，结合社会调研成果，最终确立香勾猪蹄（小香勾烧猪脚）、凤鸟腾飞（黄精炖鸡）、畲乡鹅汗（鸭掌柴盐水鹅）、薄壳田螺（牛奶株烧田螺）、养胃肚片（养胃草烧猪肚）、山上豆腐（山豆腐）、憨驴菜（憨驴菜烧土豆）、鼠曲草饼（鼠曲草）、麻叶粿（苎麻）、千峡鱼头（小香勾清汤鱼头）作为"畲家十药膳"。以2017年2月，县政府积极发展茶文化，宣传金奖惠明茶，为"畲族药膳"特色品牌的建立提供了借鉴模式。

三、研究实践

1. 药膳方便食品功效、配比及制作工艺研究

在中医基础理论指导下，结合畲族药膳理论，明确畲族药膳的功效及适应人群，建立相应动物模型，研究药物与食材的最佳配比，探讨药膳中药物和食材的作用机制。

将现代食品加工工业与畲族药膳食养产品、配方等相结合，研究药膳方便食品的制作工艺，推动产品、配方标准化，推进产业规模化，生产出一批具有较大社会价值和经济价值的新型营养健康方便即食食品。

2.药膳方便食品推广研究

通过社会调研，了解市场现状，根据药膳方便食品的功效，结合社会需求，制定合理的价格区间，精准定位受众人群，明确产品产业发展方向及定位。申请方便即食食品的配方专利，注册产品商标，提升整体设计，不断增强本产品的科研基础，建立自身的独特品牌。

选择群众基础好的地区进行试点，投入相应的人力、物力进行开发，积极培育市场，主要以互联网短视频为核心推广方式、建构信任网络的粉丝式营销，配合线下实体店进行销售终端，打造药膳方便食品的创新性推广模式，打造开放式智能生活平台，集线上电商与线下实体零售于一体，即"智能＋零售"微定制销售模式及"社交＋体验"式购物空间。从试点成功的城市出发，向周边城市辐射性扩散，即从"总点"到"小分点"的发展模式，拓展到全国市场。

第二节　畲族药膳茶剂研究实践

"茶剂"即药茶，是药膳的一种类型，指药膳中的药物与食物原料经浸泡、压榨、煎煮、蒸馏等处理后而制成的一种可冲水饮用的食品。首见于宋代王怀隐的《太平圣惠方》卷96 "药茶诸方"篇，是中医临床治病强身的一种特色中医药剂型。药茶的制作在我国具有悠久的历史，三国时期张揖的《太平御览》中便记载："荆巴间采茶作饼，成以米膏出之，若饮先炙令色赤，捣末置瓷器中，以汤浇覆之，用姜葱芼之。其饮醒酒，令人不眠。"即在采摘茶叶后，将其做成茶饼，煮饮时先将茶饼烤成赤色，再捣末置于瓷器内、加入沸水，外加葱姜为配料，这样制成的茶喝了具有醒酒、助神的功效。随着社会与经济的发展，人们对健康养生的认识与需求越来越强，而茶与日常的养生保健有着较为紧密的联系，兼具养生、防病之功效，越来越受到社会人士的追捧。目前，畲族药膳产业为进一步开发与推广畲族药膳，顺应社会发展需求，将畲族药膳进行剂型改革，开发成药膳茶剂成为当前药膳产业的新兴产业。

一、现状研究

1. 基本情况

畲族药膳茶剂是以畲族药膳理论为基础，结合个体证候特征，经加工而成的。近年来，随着我国中药茶饮研究的逐步提高，畲族药膳茶剂也随之被开发利用，药膳茶剂的价值逐渐被社会认可与接受。种类繁多，功效各不同，饮用不同的茶剂，既能防病强体，又能辅助治疗，如养颜美容具有养血祛斑功效，散结茶具有辅助治疗乳腺结节之效，种类繁多、功效千秋、饮法各异的茶剂，既能防病强体，又能辅助治疗疾病。

2. 应用范围

（1）治未病。茶剂在日常生活中，不但应用方便，且药物组成均为药食同源的药物和事物，安全无毒，无副作用，能长期服用，可作为慢病或轻症疾病的主要治疗方法，如在民间往往会采用鲜药泡茶饮的方法治疗一些疾病，如山蜡梅叶茶用于轻症的腹胀等。

（2）病后调护。药膳以畲药阴阳理论为基础，用药讲究阴阳平衡，以维护人体阴阳平衡为关键，热病服凉药，寒湿病服温药。此外，茶剂本身具有调理体质偏颇的作用，且作用平和，可达到扶正祛邪的目的，亦能调养胃气的目的，如阴阳茶具有调节阴阳、平和体质之功效。

（3）养生保健。畲族药膳茶剂对亚健康人群及老年人群的身体健康具有独特的疗效，药茶作为畲族人民日常养生保健抗衰老的常用药膳，如资养茶具有健脾补肾健体强身的功效。

3. 基本现状

通过前期的社会实践，发现畲族药膳茶剂的发展还处于基础阶段，对茶剂的认识还不够完善，尤其在年轻人群中的普及率较低，仅为10% 左右，在中老年人群中患有高血压、糖尿病等慢病人群中的应用率为60% ~ 70%，但目前仅仅是经验用茶而已，缺乏系统的辨证理论体系，导致疗效不佳；加之政府扶持力度不大，宣传不到位，使得药茶的发展与社会需求严重不符。

二、成果研究

1. 系列养生茶剂

以畲族药膳理论为基础，结合中医治未病理论，在前期社会实践的基础上，根据药膳材质的特殊性，利用先进的制茶工具，目前初步形成了以资养茶为首的一系列养生茶剂，有养颜美容的花茶、降脂减脂的轻松茶等七大茶系。

2. 特色保健茶

根据个体阴阳虚实不同的体质状态，依据畲族习俗，配制的特色保健茶，如以歇力茶为基础开发的端午茶，具有预防保健功效，同时，端午茶具有一证多药的特点，可根据个体体质的寒热随意调整药物的配比与火候的调控，达到调整体质的功效。如体质偏寒，就增加热性草药的剂量，并在制作过程中将药物炒得焦一点。

3. 基础研究

为进一步研究畲族药膳茶剂的功效，明确其作用机制，有学者对高脂血症小鼠予以覆盆子黄精颗粒干预，发现其具有调整脂质代谢、降低血脂水平的功效。实验结果表明畲族药茶覆盆子茶具有调控血脂代谢水平的作用。

三、实践研究

1. 茶剂工艺研究

由于畲族药膳茶剂工艺尚处于起步阶段，需在传统制茶工艺的基础上，针对不同药物与食材原料的独特性，对杀青的火候、揉捻的力道、发酵的温度、干燥的方式等方面进行基础研究。如食材与药物是否同时加工；花蕾叶芽类制茶，如何取其性而存其味；果实种子类炮制入茶，如何达到取其性而化其味的目的。在炮制黄精茶剂时，独创的"三蒸三晒"工艺，奠定了畲族药膳茶剂的加工基础。

2. 食材与药物配比研究

目前的畲族药膳茶剂仅仅是根据个人经验将食材与药物进行随机配比，而且同一药物配比不同食材，导致疗效不佳，影响了茶剂的推广。

因此，需在药膳理论指导下，以中医基础研究方法为手段，对茶剂的配比进行科学研究，确定药茶的食材与药物配比，以达到统一、规范、科学的目的，使其药效稳定，便于推广利用。

3. 茶剂功效研究

将畲族药膳进行剂型改革，如何保障茶剂的药效成了茶剂产业中的技术关键。因此，需基于现代药效研究技术，建立相应的动物模型，对药膳的有效成分进行研究，明确其作用机制，并制定药膳茶剂行业评价标准，评估茶剂作用功效。

4. 推广研究

（1）建设茶剂标准化生产基地。按照规模化种植、标准化生产、商品化处理、品牌化销售、产业化经营的"五化"要求，在当地建设黄精、覆盆子等生态环境优良、基础设施完善、品种结构合理、良种良法配套、适应机械化作业和标准化管理的药茶原料生产基地，推广药茶原料标准化生产技术，加强园区基础配套设施建设，保证药茶原料来源安全、优质，促进药茶基地规模不断扩大。

（2）培育壮大茶剂加工企业。按照"扶强扶优、龙头带动、百企跟进"的思路，推进"四个一批"，即现有药茶企业培育一批、现有中药企业、食品企业发展一批、其他企业转型一批、招商引资引进一批，支持各类药茶加工企业扩规模、提质量、强研发、促销售、创品牌，逐步培育山西药茶龙头企业，不断提高全省药茶精深加工水平。

（3）构建茶剂标准化体系。对采用药食同源物质为原料加工的各类药茶产品，加快制定相关标准，积极将未列入药食同源和保健食品原料目录的药茶原料纳入地方特色食品管理，逐步建立茶剂标准体系框架，制定产品和生产技术标准，确保药茶生产有标可依。

（4）实施品牌营销战略。统一茶剂外观设计，促进茶剂外观包装的规范化和系列化；借鉴国内成功经验，选择适合畲族茶剂发展的品牌运营主体，做好畲族茶剂区域公用品牌的运营及管理工作，逐步构建畲族茶剂公用品牌母子联动体系，做大做强药膳茶剂产业；建立茶剂全产业链质量追溯平台，加强药茶产品质量监管，切实做到产品质量可追溯；建立健全药茶经纪人队伍，实施线上线下全面推进的营销战略，利用各种展销平台和电商平台全力宣传推广药茶，不断扩大药茶品牌的影响力和畲族药茶产品的市场占有率。

（5）推进茶旅产业融合发展。依托当地丰富的旅游资源，按照"深度推进文旅融合，大力发展全域旅游"发展思路，推动跨界融合，开展"旅游公路赏茶园、乡村客栈品药茶"等主题活动；开发药膳茶剂特色文化创意产品，逐步推动茶剂与特色旅游及乡村客栈有机结合，以茶促旅、以旅带茶、茶旅互动、茶旅融合，依托景宁"畲乡"悠久的历史和深厚的畲族文化底蕴，打造药膳茶剂文化旅游第一建设城，促进畲族茶剂快速发展。

四、强化科技研发和人才培养

建立以科研院校为支撑、加工企业为主体的药茶科技创新体系，加快先进实用技术成果的转化示范应用；吸纳集聚药茶领域人才，引领药膳茶剂产业高质量发展；鼓励相关院校增设药茶相关课程，加大药茶专项技能培训，培养一批有经营头脑、善于推介和开拓市场的药茶产业人才。

五、前景与展望

坚持政府扶持、市场引导、品牌引领、企业主体、园区载体、科技支撑，实施"畲族药膳茶剂"品牌战略，逐步构建层次多样、特色鲜明的全产业链体系，优先发展具有功效明确、应用范围广、社会信任度高的茶剂，如七大保健养生茶，逐步带动其他药膳茶剂的单品茶和拼配茶的全面发展，使"畲族药膳"做强、做优、做特，成为当地文旅的新名片。

第三节　畲族药膳三产联动研究实践

一、产业现状

随着人们生活水平的提高和生活理念的改变，人们越来越注重健康养生。近年来，中医特色养生产业逐渐兴起，其中以中医学为基础、以食疗养生为特色的药膳产业得以快速发展。近30年间，各种药膳类产业如雨后春笋般纷纷涌出，一是药膳的品种不断增加，各种药膳菜谱、配方和药膳馆百花齐放、层出不穷；二是各类药膳的著作、书籍、资料等不断涌现，中国药膳的发展逐步走向了规范化和产业化。据统计，2013年以来，包括"药食同源"产品在内的全国保健品市场产值已达3000亿元以上，且每年以14％的速度增长。但受到消费观念、行业人才、行业标准等因素的影响，药膳产业仍处于起步阶段，民族药膳产业可以通过创新形式、打造优质产品结合科普宣传等方式进一步发展提升。

二、产业成果

1.确立畲族药膳代表药膳名录

经前期的社会问卷调查，探访当地代表性畲医，结合民俗特点，在畲族药膳理论整合中医基础理论的指导下，对畲家药膳尤其是当地的特色十大碗膳食进行养生功效研究，确立了"畲族十大药膳"成为畲族代表性药膳。

2. 规划特色药膳药材种植基地

畲药是畲族文化的重要组成部分，具有独特疗效和加工方法，对种植环境要求特别严。在农林种植专家的指导下，结合当地特有的地理生态环境，遴选出覆盆子、黄精、小香勾、柳叶腊梅作为特色畲药进行培育种植，利用农户晚上休息时间，组织专家对农民进行种植前培训，通过对种植户进行技术指导，大大提高了农户的种植积极性及经济收入。在种植专家的指导下，进行畲药立体生态套种模式，形成畲药种植示范区。

3. 加强与药膳名企的产业合作

为发展"畲族药膳"产业，协助景宁"畲族药膳"企业发展，由浙江省科技特派员牵头，与安徽亳州企业确立了合作方向，明确产业发展方向，开发品牌药膳、药茶，促进"畲族药膳"行业规范和创新发展，打造"畲族药膳"品牌、深化"畲族药膳"产业发展。

4. 明确畲族药膳品牌战略方向

近年来在景宁县政府的积极引导与支持下，县政府积极发展以惠明茶为代表的茶文化，客观上也促进了"畲族药膳"发展，"畲族药膳"品牌以此为鉴，根据自身品牌稀缺性和民族独特性优势，明确自身品牌发展方向，打造药膳品牌。

5. 融入畲药特色参与创业比赛

将畲族药膳特色融入消散结节的含片，借助创新创业的平台，将畲族药膳特色发扬光大，目前已经获得浙江省"挑战杯"创新创业比赛二等奖、浙江省"互联网+"创新创业比赛三等奖、浙江省"职业生涯规划"创新创业大赛三等奖等。现规划将畲族药膳特色融入文创产品中，借助文创产品展现畲族药膳特色。

三、存在问题

1. 人力和资金投入不足

由于早期畲族药膳产业的发展属于停滞期，尚未形成一定规模，没有受到政府部门的足够重视，导致经费投入较少甚至是缺失的。在前期的药膳研究中，注重于传统资料的收集，缺乏系统的科研，使得药膳的保健价值难以体现。

2. "畲族药膳"相关知识宣传不足

由于社会媒体如电视台、公众号、抖音等对药膳的养生知识宣传较少、宣传途径不足、宣传内容不丰富等因素导致民众对药膳养生知识的了解匮乏，在108名畲族人民的问卷调查中，对药膳"非常了解"的人数仅占18.52%，23.15%的人表示对药膳的了解程度仅仅是"听说过而已"。

3. "药食同源"相关政策不到位

相关卫生部门对于"药食两用"物品的食用禁忌与方法的限定以及相关安全研究仍存在诸多问题。畲族药膳较多药材没有纳入国家规定的药食同源品种，导致在推广过程中存在许多阻碍，需要地方政府进行规范。

4. 产业技术方面存在短板

由于缺少科学客观的药膳有效成份与作用机制的研究，使得药膳的安全性与国家行业标准存在差异，高端产品生产能力不足，新产品开发落后，无法满足社会需求。

四、三产联动

1. 以政策为导向，建立原料示范基地

政府需出台相关扶持与鼓励政策，结合当地农业发展实际，引导相关企业与农民加入药膳原料产业基地的建设，扩大原生态、绿色和有机农产品生产规模，为药膳发展提供具有当地特色的丰富原材料，形成地域特色明显、品种繁多、生态保健的药膳资源。以科技特派员为技术骨干，筛选特色原料，建立生态化示范区建设，培育一批可持续发展原料生产基地。

2. 以市场为引导，打造药膳特色品牌

组织企业及相关部门根据市场调研成果，与高校联合开展校企合作，建立市场动态调研平台，时时了解市场需求，确立药膳发展方向，根据市场反馈，加大浙江畲族民间药膳的发掘和整理，精选特色药膳产品，进行科学的基础认证，从专业的角度筛选有代表性的养生药膳组方，做到"人无我有，人有我优"，打造具有代表性的特色药膳品牌，扶持药膳龙头企业。

3. 以科技为引领，开发药膳服务平台

在日益复杂的养生产业竞争中，作为民族药膳产业必须充分考虑其民

族性、特色性、有效性等问题。通过现代信息技术可以使我们及时了解产业发展状况及市场营销所需，灵活调整新品开发及产业发展重心，满足市场所需。加强畲族药膳研究，形成全面系统的药膳科学理论体系，引导广大群众形成科学饮食理念。以互联网为基础，依托畲药产业平台，发布药膳产品信息，建立药膳服务平台。

4. 三产协同发展，发展药膳绿色产业

面对经济发展新常态和农业农村新形势，积极探索利用产业链和价值链的组织方式推进三产融合发展。充分全面评估产业发展存在的潜在问题，认真研究解决存在的障碍；加快培育新型经营主体，鼓励和支持家庭农场、合作社、龙头企业、农业社会化服务组织以及工商企业，开展多种形式的三产融合发展；充分发挥政府引导协调作用，建立农村产业融合发展的利益协调机制；积极稳妥推进农村产权制度改革，加快推进现代农业社会化服务体系建设，为三产融合发展提供强大有力的金融、物流、技术、人才支持，实现三产的协同稳定发展，建立以农业种植业为基础，制造业为支持，服务业为平台的三产协同绿色发展，将成为实现农民增收得实惠、农业增效强产业、多方共赢强经济的产业链。

五、发展前景

景宁县具有深厚的中医药、畲医药文化历史渊源、鲜明的民族特色和丰富的实践经验，形成了当地极富特色的养生药膳，符合国际饮食潮流的绿色食品。2012 年 5 月丽水市政府发布的《丽水市生态休闲养生（养老）经济发展规划》中，指出在景宁县建设养生（养老）基地、民族医药养生园，立足民族风俗、生态资源优势，依托全国畲族文化发展基地、畲族风情省级旅

游度假区等平台，推广畲族传统民间膳食食谱等养生项目，创建集养身、养心、养颜、养老、休闲为一体的畲乡风情养生度假基地。该规划的出台为景宁畲族自治县"畲族药膳"行业的发展提供了前所未有的契机。可以创新药膳形式，把生态环境、传统民俗和特色文化等元素融入药膳中，开展"畲族药膳＋养生文化旅游"模式，通过养生基地大力促进"畲族药膳"产业的良性发展，因此市场前景十分广阔。

致谢

本书的策划、创作、编辑和出版发行的过程中，承蒙景宁畲族自治县少数民族发展促进会、景宁畲族自治县委统战部、景宁畲族自治县生态休闲养生（养老）经济促进会、景宁畲族自治县人大常委会、景宁畲族自治县政协、景宁畲族自治县民宗局、景宁畲族自治县卫生健康局和浙江中医药大学浙江中医药博物馆等单位的大力支持，在此本书编委会表示由衷的感谢。

在策划编辑出版的过程中，为更有效地协调各类工作，特成立策划编辑出版委员会（名单见后附）。

策划编辑出版委员会

主　任：

蓝跃军　景宁畲族自治县委统战部

副主任：

陈林生　景宁畲族自治县生态休闲养生（养老）经济促进会

夏培玲　景宁畲族自治县人大常委会

尤建平　景宁畲族自治县政协

刘德灵　景宁畲族自治县政协、畲乡小吃产业发展领导小组办公室

雷洁畅　景宁畲族自治县民宗局

蓝建忠　景宁畲族自治县卫生健康局

何富乐　浙江中医药大学浙江中医药博物馆

雷建光　景宁畲族自治县少数民族发展促进会、浙江省畲医畲药代表
　　　　性传承人

邱胜平　景宁畲族自治县生态休闲养生 (养老) 经济促进会

柳王美　丽水市中医院

委　员：

蓝木宗　雷依林　蓝延中　蓝德余　雷彬彬　徐黎斌

张木兴　刘建雄　石正林　吴建强　黄应光　彭德伟

钟婷婷　严春慧　叶东英　汤陈新　毛伟东　陈学智

雷镇海　陈运炎　胡思丁　胡颖敏　李娟美

总策划：

何富乐　浙江中医药大学浙江中医药博物馆

参考文献

[1] 黄春情，沈廷明．闽东畲族医药发展的现状与思考 [J]．海峡药学，2019，31(12)：134-135．

[2] 梁栋，周红海，吴晶琳，等．畲族骨伤科方药应用规律和特点分析 [J]．中华中医药杂志，2019，34(10)：4815-4819．

[3] 朱美晓，陈旭东，张丽蓉，等．从文献角度看我国畲族医药的发展及研究现状 [J]．中国乡村医药，2019，26(11)：39-42.DOI：10.19542/j.cnki.1006-5180.002857．

[4] 陈锋，李鲜慧，朱怀玲，等．福建省特色畲医药发展研究 [J]．中国民族民间医药，2018，27(23)：4-6．

[5] 李海洋．试论贵州畲族医药单验方的收集和整理 [J]．中国民族医药杂志，2016，22(1)：49-50.DOI：10.16041/j.cnki.cn15-1175.2016.01.029．

[6] 黄智锋，华碧春．福建畲族药膳食疗养生刍议 [J]．光明中医，2015，30(11)：2273-2274．

[7] 鄢连和，姜程曦，朱美晓．畲族珍稀濒危特有药用植物资源现状分析 [J]．中草药，2014，45(22)：3351-3355．

[8] 汪晓庆，陈吴兴，陈光平．畲族医药的现状和融入高等医学教育的思考 [J]．丽水学院学报，2012，34(5)：114-117．

[9] 朱德明，李欣．浙江畲族医药民俗探微 [J]．中国民族医药杂志，2009，15(4)：58-59.DOI：10.16041/j.cnki.cn15-1175.2009.04.030．

[10] 张彩霞．关于民族医药文化生态保护区建设的若干设想——以丽水畲族医药为例 [J]．非物质文化遗产研究集刊，2008(1)：252-262．